见微知著形态学
火眼金睛真功夫

临床微生物
检验图谱与案例

主　审　童明庆　郑葵阳
主　编　顾兵　马萍
副主编　康海全　卢先雷　王　峰

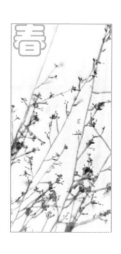
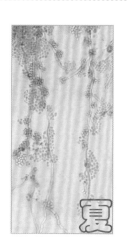
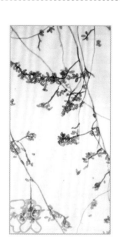
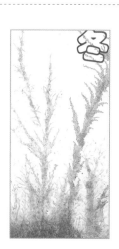

人民卫生出版社

图书在版编目（CIP）数据

临床微生物检验图谱与案例/顾兵，马萍主编 . —北京：人民卫生出版社，2016

ISBN 978-7-117-22629-5

Ⅰ. ①临… Ⅱ. ①顾… ②马… Ⅲ. ①病原微生物 – 医学检验 – 医学院校 – 教学参考资料 Ⅳ. ①R446.5

中国版本图书馆 CIP 数据核字（2016）第 102812 号

| 人卫智网 | www.ipmph.com | 医学教育、学术、考试、健康，购书智慧智能综合服务平台 |
| 人卫官网 | www.pmph.com | 人卫官方资讯发布平台 |

临床微生物检验图谱与案例

主　　编：顾 兵 马 萍
出版发行：人民卫生出版社（中继线 010-59780011）
地　　址：北京市朝阳区潘家园南里 19 号
邮　　编：100021
E - mail：pmph @ pmph.com
购书热线：010-59787592　010-59787584　010-65264830
印　　刷：北京顶佳世纪印刷有限公司
经　　销：新华书店
开　　本：787 × 1092　1/16　印张：12
字　　数：292 千字
版　　次：2016 年 8 月第 1 版　2022 年 4 月第 1 版第 6 次印刷
标准书号：ISBN 978-7-117-22629-5/R · 22630
定　　价：78.00 元

打击盗版举报电话：010-59787491　E-mail：WQ @ pmph.com
（凡属印装质量问题请与本社市场营销中心联系退换）

编 委 （以姓氏笔画为序）

马 元 南京医科大学第一附属医院
马 萍 徐州医科大学附属医院/
　　　 徐州医科大学
尹志辉 河北省邢台市第三医院
方旭城 揭阳市人民医院
毛志刚 四川大学华西医院
王 宏 南京医科大学第一附属医院
王 芳 南京医科大学第一附属医院
王 峰 宁波市医疗中心李惠利医院
王 敬 重庆三峡中心医院
王 磊 徐州医科大学
毛志刚 四川大学华西医院
方旭城 揭阳市人民医院
尹志辉 河北省邢台市第三医院
邓丽华 徐州医科大学附属医院
卢先雷 成都市第五人民医院
卢雯君 宁波市医疗中心李惠利医院
　　　 东部医院
冯 涛 黑龙江省虎林市红十字医院
朱 雯 南京医科大学第一附属医院
朱玉秋 徐州医科大学附属医院
朱立强 徐州医科大学附属医院
朱荣荣 上海长海医院
向丽丽 重庆市沙坪坝区陈家桥医院
刘 鼎 中南大学湘雅三医院
刘少漫 揭阳市人民医院
刘亚南 南京医科大学第一附属医院
闫 玲 徐州医科大学
许晶晶 徐州医科大学附属医院
李 医 新疆维吾尔自治区职业病医院
李艳丽 徐州医科大学附属医院
李情操 宁波市医疗中心李惠利医院
　　　 东部医院

杨 怀 贵州省人民医院
余 江 四川大学华西医院
邹明祥 中南大学湘雅医院
况卫丰 江西省胸科医院
汪 丽 宁波大学医学院附属医院
张 丽 徐州医科大学附属医院
张丽霞 南京医科大学第一附属医院
陈颖聪 宁波市医疗中心李惠利医院
范 博 大连医科大学附属第一医院
茅一萍 徐州医科大学附属医院
周 义 遵义市务川仡佬苗族自治县
　　　 人民医院
周炳荣 南京医科大学第一附属医院
周蓉蓉 中南大学湘雅医学院湘雅医院
郑立恒 首都医科大学附属北京胸科医院
赵 欣 南京医科大学第一附属医院
赵玉杰 宁波市医疗中心李惠利医院
　　　 东部医院
赵树龙 徐州医科大学附属医院
赵晓杰 徐州医科大学附属医院
查王健 南京医科大学第一附属医院
姜 飞 徐州医科大学附属医院
秦桂香 长春市传染病医院
秦婷婷 徐州医科大学
夏文颖 南京医科大学第一附属医院
顾 兵 徐州医科大学附属医院/
　　　 徐州医科大学
徐 艳 贵州省人民医院
高 丽 南京医科大学第一附属医院
黄金伟 温州医科大学附属第五医院
康海全 徐州医科大学附属医院
梁立全 广西贺州市人民医院
葛 爱 南京医科大学第一附属医院

3

点评专家 （以姓氏笔画为序）

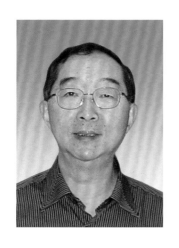

童明庆,男,南京医科大学第一附属医院教授,研究员,博士生导师。主要从事临床微生物学和免疫化学的实验诊断和方法学研究,抗感染药物的药效动力学研究,基因工程药物的药代动力学研究,医学伦理学研究和生物芯片研究。现任中国医学装备协会临床检验装备技术委员会副主任委员,全国医用临床检验实验室和体外诊断系统标准化技术委员会顾问,国家食品药品监督管理局新药审评专家,中国医师协会检验医师分会顾问。曾任中华医学会第七届检验医学分会副主任委员,中国医师协会第一届检验医师分会副会长,江苏省医学会检验分会主任委员。主编、主译著作:《免疫化学技术》、《感染性疾病的实验诊断》、《医学实验诊断学进展(卷一,科主任必读)》、《医学实验诊断学进展(卷二,临床基因诊断)》、《临床检验诊断学》、《住院医师三基本训练指南(临床检验分册)》、《医疗机构医务人员三基训练习题集(临床检验科分册)》、《临床检验病原生物学》、《实用检验医学》、《临床检验标本采集送检手册》和《蛋白质微阵列》等。以第一作者或通讯作者发表学术论文50多篇。

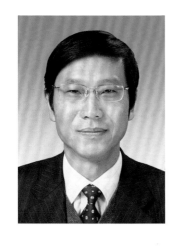

郑葵阳,男,医学博士,教授,博士生导师,现任徐州医科大学校长、党委副书记。

江苏省有突出贡献中青年专家,江苏省"333 工程"培养对象,江苏省高等学校医药教育学会副理事长,江苏省免疫学会副理事长,江苏省高等教育学会常务理事,江苏省医师协会常务理事,江苏省医学会理事。

近年来主持和主要参与国家自然科学基金 3 项、指导博士后、青年教师获国家级、省级科学基金资助项目 4 项,指导研究生和本科生成功申报国家级、省级科技创新计划项目 6 项;近年来以第一作者或通讯作者发表教学、科研论文 30 余篇,主编教材、专著 5 部,获国家专利 4 项。获国家级教学成果二等奖 1 项、江苏省教学成果特等奖 1 项、江苏省教学成果一等奖及二等奖各 1 项、江苏省政府科技进步三等奖 1 项等。

主编介绍

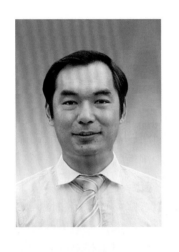

顾兵,男,医学博士,副研究员,硕士生导师,徐州医科大学医学技术学院副院长,徐州医科大学附属医院检验科副主任,美国加州大学洛杉矶分校(UCLA)访问学者,中华医学会检验分会临床微生物学组委员,中华预防医学会感染控制分会青年委员,江苏省免疫学会区域与移植免疫专业委员会副主任委员,江苏省免疫学会青年委员会副主任委员,江苏省医学会检验分会青年委员兼秘书,中华预防医学会感染控制分会"首届中国感控启明星"和"全国百佳感控之星",国家自然科学基金一审专家,AME 学术沙龙总负责人,2015 年度江苏省科协"首席专家"。2006 年 8 月至 2015 年 3 月于南京医科大学第一附属医院检验学部工作,任学部秘书,主要从事临床微生物检验及细菌多重耐药机制研究。2015 年 4 月以学科带头人引进到徐州医科大学医学技术学院及附属医院检验科工作,负责学科建设工作。

担任 *J Antimicrob Chemother*、*Epidemiol Infect*、*PLoS One*、*J Thorac Dis*、*Chin J Cancer Res*、《第二军医大学学报》和《实用医学杂志》等学术期刊审稿专家;主持国家自然科学基金 2 项,江苏省自然科学基金等省级课题 3 项;主持中华医学会教育分会和江苏省高等教育学会等教学课题 6 项。以第一作者或通迅作者发表论文 63 篇,其中 SCI 论文 22 篇、中华级论文 12 篇。参与编写学术专著及教材 25 部,其中主编 3 部,副主编(译)8 部。获江苏省卫生厅新技术引进奖一等奖和二等奖各 1 项、中国人民解放军医疗成果奖三等奖、教育部博士研究生国家奖学金、江苏省优秀硕士论文奖和南京市自然科学优秀论文三等奖等奖项。应邀在国际学术会议上以英文进行大会发言 5 次,全国性学术会议上讲课 50 多次,同声传译 5 次。

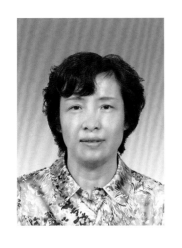

马萍,徐州医科大学医学技术学院院长,徐州医科大学附属医院检验科主任,教授、副主任医师、硕士生导师。

在临床医学方面主要擅长肾移植患者术后情况监测及用药调整管理,坚持肾移植门诊工作。科研方面主要从事临床免疫学与微生物学诊断研究方向,对临床重要致病菌的耐药机制进行了系列的研究工作,特别是耐碳青霉烯酶肠杆菌科细菌(CRE)和多重耐药不动杆菌耐药机制与快速检测技术,对临床抗菌药物合理使用具有重要的指导意义。近3年主持徐州市科技项目1项、徐州医学院附属医院院课题1项,参与国家自然科学基金和江苏省自然科学基金3项,累计科研经费50多万元,获科技成果奖3项。近5年共发表近20篇论文,其中SCI收录1篇,中华级论文5篇。目前担任中国医师协会检验医师分会委员、江苏省医学会检验分会副主任委员、江苏省医院管理学会检验分会委员、徐州市医学会检验分会副主任委员。

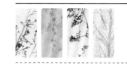
细胞形态学检验是一门古老而又充满魅力的诊断技术。在现代科技高速发展,"高大上"仪器逐渐取代人工操作的今天,她仍然展示着她的神奇魔力。许多检验人既向往掌握这种魔力,但却又常常望而却步,因为真正的形态学检验专家要靠大量的临床实践和长期的经验总结才能慢慢培养出来。目前的现状是:一些已获得成功的形态学专家熠熠生辉,但在他们的身后,年轻的储备力量了无几人。因此,为了促进形态学检验的发展,写一些专著详细记录专家们走过的艰辛历程和取得的辉煌,写一些专著记录时刻发生在我们身边生动的细胞形态学检验"故事",很有必要。《临床血液检验图谱与案例》、《临床体液检验图谱与案例》、《临床微生物检验图谱与案例》这套系列专著(以下简称《图谱》)是就在这样的情况下应运而生的。这套《图谱》的写作与其他专著不同,她不着重高深理论的介绍,而是采用了一个由临床"故事"引出实战经验的生动活泼方式。每一则"故事"均有各自的主题和"主人公",每一个故事背后均有遇到的困难和解决方案,每一个完美的解决方案背后均有许许多多的专家、教授在注视、在鼓励、在指导,因此每一个故事的内核都是科学的、都是有临床价值的。

本书收集了大量各种临床标本中的细胞、结晶、寄生虫和微生物等的镜下图谱,形态真实、清晰,具有典型性和代表性。相信这套书将会成为检验技师、检验医师及临床医师工作和教学的重要参考书。由于该书"故事"性的写作方式,读起来好似"休闲读物"饶有兴致。

本套图谱的主编顾兵博士和其他编者都是一些勤奋而又提倡分享知识和经验的年轻学者,他们为了这套图谱,也为了他们年轻学者的梦想而辛勤耕耘,终于实现了这套《图谱》的问世。作为一名检验医学界的老战士,我欣赏年轻学者治学的热情和闯劲,也乐见他们的耕耘能够有所收获。希望这套书能够唤起我们对于形态学检验的重视,促进形态学检验技术的完美继承和不断发展。

丛玉隆

2016 年 1 月

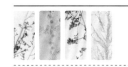

前　言

　　临床微生物检验技术进入 21 世纪以来,日新月异,各种自动化仪器,比如标本自动接种仪、微生物自动鉴定仪以及用于快速鉴定的质谱仪等设备的投入使用,大大提高了微生物检验的准确性与及时性。先进仪器的使用并不能完全代替手工操作,更不能忽视临床微生物检验的基础知识;相反,在自动化仪器大行其道的当今更能彰显微生物检验基本功的重要性。本书编委会收集了大量临床检验一线工作中碰到"原生态"案例,通过这些案例展示微生物的典型特征、罕见形态、疑难菌株等图谱,将图谱与案例相结合的形式呈现给读者,让原本生硬的理论知识、形态特点,变得生动有趣,吸引读者去阅读、研究,让读者在有趣的阅读中,掌握微生物检验知识与技巧。

　　以案例形式讲解微生物检验图谱的专著还比较少见,本书拟通过图文并茂的生动讲述,把日常临床微生物检验工作中遇到的常见问题、典型特征、罕见的微生物形态,以一个个案例的形式呈献给每位读者。让每位读者在趣味的阅读中,掌握微生物检验的技巧和形态学特征。更重要的是,掌握如何将临床微生物检验图谱与报告用于感染性疾病的诊断与治疗中去。

　　临床微生物检验图谱与案例编写是一项开拓创新工作,编写难度大。编委会依托丁香园募集征稿,很短的时间内就收到来自全国多个省市的临床微生物同行的积极回应与踊跃投稿。全书共收集 80 余个临床微生物检验案例,涉及细菌、病毒、真菌和寄生虫检验等。本书可以作为临床微生物检验人员、临床感染控制医生、医学院校微生物检验专业师生和专业研究人员等的参考书和工具书。

　　真诚感谢对本书的创新设计、图片采集、案例撰写、后期制作等工作做出贡献的每一位朋友! 感谢参与本书编写的各位作者! 感谢北京协和医院张时民教授提供封面照片! 感谢人民卫生出版社的各位编辑老师! 由于本书涉及面广,编者水平与时间有限,难免存在一定的错误和不妥之处,敬请各位读者批评指正。

　　非常有缘的是,本书的交稿之际恰逢徐州医学院更名为徐州医科大学。谨以此书献给徐州医科大学,祝愿她不断成长,为中国医学教育事业做出更大的贡献! 本书的编写过程,又恰逢主编顾兵从南京转战徐州,同时也将此书献给徐州医科大学的检验专业,祝愿她不断进步、持续发展,在我国检验事业发展的历史上留下徐医的足迹。

顾　兵　马　萍

2016 年 1 月

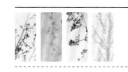

目　录

1. 产金属酶的检测：任重而道远

【案例经过】

75岁女性患者，以头晕待查入院，既往2型糖尿病、慢性胆囊炎、脑梗死史。入院第7天，患者出现发热、寒战伴上腹部疼痛。B超结果显示：胆道结石合并胆囊感染，同时行血培养检查。血培养需氧瓶和厌氧瓶均检出大肠埃希菌，药敏结果提示除了阿米卡星、磺胺甲唑敏感外，其他药物(包括哌拉西林、头孢他啶、环丙沙星、头孢吡肟、庆大霉素、哌拉西林/他唑巴坦、亚胺培南、美罗培南)耐药。于是进行金属酶表型试验，纸片协同法阳性(图1-1D,E)，双纸片增强试验阳性(图1-1，直径≥7mm)。

【形态学检验图谱】

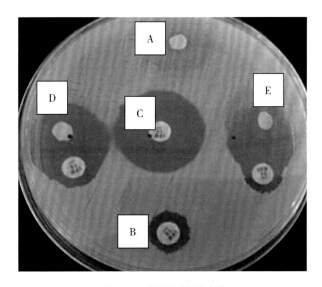

图1-1 金属酶检测试验

A：空白纸片+10μl EDTA溶液(0.1mmol/L)，测得抑菌圈直径为6mm；B：IPM纸片抑菌圈直径为10mm；C：IPM+10μl EDTA溶液(0.1mmol/L)，测得抑菌圈直径为20mm；D：空白纸片+IPM纸片(纸片间距为5mm)；E：空白纸片+IPM纸片(纸片间距为10mm)

【分析与体会】

多重耐药的大肠埃希菌对于临床而言比较棘手，尤其是耐碳青霉烯类菌株的出现，往往无药可用。然而，提供耐药表型或基因型有助于临床治疗和防控。

金属酶是碳青霉烯酶的一种，可以通过PCR法、E-test法、EDTA增强法等确定。由于耐

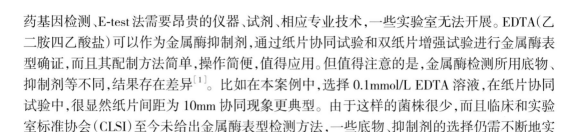

药基因检测、E-test法需要昂贵的仪器、试剂、相应专业技术,一些实验室无法开展。EDTA(乙二胺四乙酸盐)可以作为金属酶抑制剂,通过纸片协同试验和双纸片增强试验进行金属酶表型确证,而且其配制方法简单,操作简便,值得应用。但值得注意的是,金属酶检测所用底物、抑制剂等不同,结果存在差异[1]。比如在本案例中,选择0.1mmol/L EDTA溶液,在纸片协同试验中,很显然纸片间距为10mm协同现象更典型。由于这样的菌株很少,而且临床和实验室标准协会(CLSI)至今未给出金属酶表型检测方法,一些底物、抑制剂的选择仍需不断地实验与改进。

【箴言】

耐碳青霉烯类肠杆菌科细菌有必要检测其是否产金属酶。

参考文献

[1] Picão RC, Andrade SS, Nicoletti AG, et al. Metallo-beta-lactamase detection:com-parative evaluation of double-disk synergy versus combined disk tests for IMP-, GIM-, SIM-, SPM-, or VIM-producing isolates. J Clin Microbiol, 2008, 46(6):2028-2037.

(刘春林,邮箱:545997273@qq.com)

2. 感染? 污染?

【案例经过】

患者,男,73岁,因腹痛腹胀、黑便、意识模糊入院治疗。入院后观察到患者有寒战发热、餐后呕吐等症状。查体:右上腹压痛,肝区叩痛,脾浊音区增大。上腹CT显示,肝硬化、脾大、左右肝内胆管、肝外胆管多发性结石,胆管扩张、积气、胆壁增厚,初步诊断为肝硬化、肝胆结石伴感染、重症胆管炎、肝性脑病。给予抗感染、保肝、抑酸止血、降血氨等对症治疗。抗生素采用哌拉西林/他唑巴坦做经验治疗。血常规WBC 22.8×10⁹/L,中性粒细胞分数94.2%,CRP 52mg/L,PCT 30.7ng/ml,提示患者存在脓毒血症,遂送检血培养。血培养返回结果为双瓶阳性,分离菌为大肠埃希菌(产ESBL)及母鸡肠球菌,大肠埃希菌对哌拉西林/他唑巴坦敏感,母鸡肠球菌β-内酰胺酶阳性,万古霉素低水平耐药,替考拉宁敏感(图2-1~图2-3)。临床在原有哌拉西林/他唑巴坦治疗基础上联合万古霉素治疗。经过治疗后患者血常规很快恢复正常,CPR、PCT等各项炎症指标下降明显,意识逐渐清醒,精神状态转好,进食增加。

【形态学检验图谱】

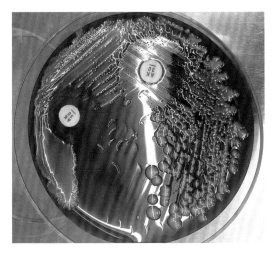

图 2-1　固体培养基(血平板)上菌落

为抑制 G⁻ 杆菌,选择性分离 G⁺ 链球菌,特意贴上两张阿米卡星药敏纸片

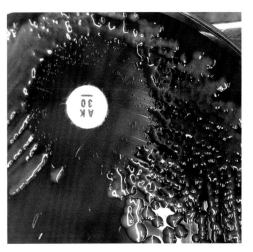

图 2-2　阿米卡星纸片抑菌环

近距离观察该培养基,可见阿米卡星纸片抑菌环内有散在 α 溶血小菌落

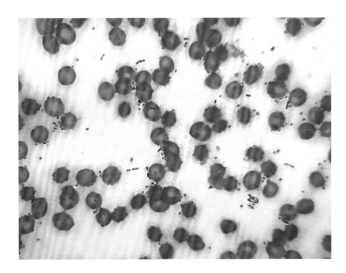

图 2-3　阳性血培养物直接涂片染色结果(×1000)

可见明显的 G⁻ 粗大杆菌与 G⁺ 链状排列球菌同时存在于培养物中

【分析与体会】

　　菌血症或败血症绝大多数情况下是由单一细菌或真菌导致的,但特殊情况下也会发生多细菌混合感染的情况。作者通过多年的病例研究发现,化脓性胆管炎(重症胆管炎)、胃肠穿孔致腹膜炎以及胰腺炎合并肠漏患者容易导致多种肠道细菌同时入血引起混合感染的情况发生。这种情况相对少见,容易造成"血培养有污染"的误诊。特别是单次单瓶血培养时不容易

判断其临床意义。对该类情况的鉴别要点是：双瓶双部位采血同时送检，多次采血均为相同结果；患者属于上述几种基础疾病中的一种。再结合临床症状，查体结果，B超、CT等检查，以及CRP、PCT、血常规等炎症指标综合分析，不难确诊。这类感染属于复杂感染，治疗主要以多种敏感抗生素联合应用为主要策略。微生物室在该类疾病的诊断和治疗中具有决定性的作用。

【箴言】

当血培养出现多种细菌时，不要轻易认定为污染。尤其是多种细菌均可能来自肠道时更需要注意。

（卢先雷，邮箱：LXLLHLHY2@hotmail.com）

---

3. 宜将剩勇追穷寇，不可沽名学霸王

【案例经过】

患者，男，53岁，因尿频、尿急、尿痛入院治疗。入院后通过B超发现膀胱结石，查体无特殊阳性体征，肾区无叩痛，阴囊无红肿压痛，尿道口无脓性分泌物。患者无畏寒发热，血常规基本正常，尿液常规白细胞酯酶(++)，沉渣WBC 11.4个/μl，RBC 3908个/μl，诊断为膀胱结石伴感染，采集尿液送沉渣镜检及尿培养(图3-1)后，采用头孢曲松抗感染治疗5天行择期手术。术前各项检查均未发现异常，安排膀胱镜微创手术。术后患者情况稳定，抗感染治疗效果良好，于术后3天出院。

【形态学检验图谱】

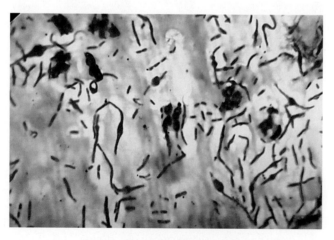

图3-1　尿沉渣直接涂片染色镜下表现(×1000)
从图上可以明显看出细菌形成了典型的丝状体、巨球体，以及糖葫芦样改变；培养结果为肺炎克雷伯菌

【分析与体会】

　　细菌L型在临床抗感染治疗过程中非常普遍,但由于人体其他部位多数为等渗状态,细菌L型状态存在的时间短,因而不容易观察到典型形态。肾脏具有浓缩作用,尿液通常为高渗液体,细菌在其中存在的时间一般较长。尤其容易发生在使用β内酰胺类药物治疗尿路感染时,由于细菌丢失细胞壁形成L型后,抗生素失去作用位点,不再对细菌有效,因而在抗感染后期细菌容易以L型的形式潜伏在膀胱、肾盂部位移行上皮组织的间隙中,逃脱免疫系统的追捕,发展成慢性迁延性感染,成为尿路感染复发的根源。因而使用β内酰胺类药物治疗尿路感染取得疗效后,应及时更换有效的非细胞壁作用位点的抗生素,例如喹诺酮类、四环素类、磺胺类等。如此便于细菌的彻底清除,预防尿路感染的复发。

【箴言】

　　尿路感染治疗要讲方法,不要给患者留下祸根,不要为自己留下"尾巴"。

(卢先雷,邮箱:LXLLHLHY2@hotmail.com)

4. 是谁夺走了年轻医生的生命?
——鲍曼不动杆菌引发的感染性休克

【案例经过】

　　患者男性,30岁,是一名年轻的外科医生,因牙龈渗血伴皮肤瘀斑,牙龈疼痛5天于2012年10月24日入院。简要病情:T 37.9℃,P 85次/分,R 19次/分,Bp 129/73mmHg。患者神清,精神可,贫血貌,皮肤巩膜无黄染,四肢皮肤可见散在瘀点、瘀斑,口腔黏膜未见明显肿大,胸骨无压痛,双肺呼吸音清,未及啰音。入院时本院血常规:白细胞 $1.5×10^9$/L,血红蛋白86g/L,血小板计数 $12×10^9$/L,原始+幼稚细胞43%。入院诊断:①急性白血病(M98010/3);②牙龈炎。

　　诊疗经过:入院后予维A酸、亚砷酸及伊达比星治疗本病,同时予监测血常规、凝血功能、输注红细胞、血小板、冷沉淀等成分血支持。11月6日晚患者出现发热,7日凌晨出现胸闷气急,行胸部CT提示双肺弥漫炎症,急查血常规:白细胞计数 $8.5×10^9$/L,中性粒细胞分类88.0%,血红蛋白60g/L,血小板计数 $8×10^9$/L。送痰培养、血培养后予美罗培南、万古霉素、卡泊芬净联合抗感染治疗及成分输血治疗。实验室接到痰标本后先行革兰染色涂片检查(图4-1,图4-2),涂片镜下见大量 G^- 球杆菌,并见白细胞吞噬,2天后痰培养结果为泛耐药鲍曼不动杆菌。血培养先后培养出铜绿假单胞菌、脑膜脓毒性黄杆菌。提示患者出现严重的医院获得性肺炎,败血症。

　　14日医生加用"替加环素针 50mg iv-vp q12h",目标针对包括鲍曼不动杆菌在内的绝大部分革兰阴性、阳性细菌;并将"美罗培南针"改为对鲍曼不动杆菌更有效的"头孢哌酮舒巴坦针 3.0 iv-vp q8h"抗感染。患者化疗后骨髓抑制伴重症感染,情况持续恶化,于18日召开全院各科专家医生病例讨论,并请外院专家教授会诊协助抗感染治疗。但患者终因感染性休克导致 MODS 于 19 日宣布死亡,死亡诊断:①感染性休克,②败血症,③肺部感染,④肺泡出血,⑤急性白血病(M98010/3),⑥DIC,⑦牙龈炎。

【形态学检验图谱】

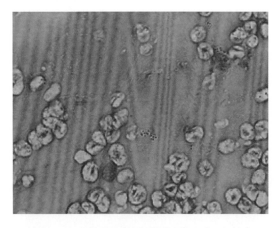
图 4-1 痰标本直接涂片革兰染色(×1000)

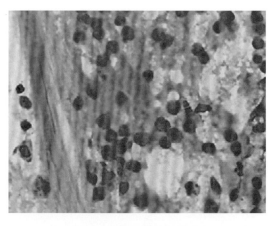
图 4-2 痰标本直接涂片革兰染色(×1000)

【分析与体会】

在这起病例中,本人作为微生物专家代表参加全院病例讨论,并近距离感受哪怕是再高明的医生,再全力的抢救,对于泛耐药细菌重症感染时,无药可医束手无策的窘迫。该患者的基础疾病是白血病,但夺走患者年轻生命的并不是白血病本身,而是继发感染的罪魁祸首——鲍曼不动杆菌。鲍曼不动杆菌因其环境生存能力强,已成为院内感染的重要病原菌之一。近年来,由于广谱抗菌药物的广泛应用所形成的选择性压力,多重耐药不动杆菌日趋增多,甚至出现泛耐药菌株[1]。该患者就是在入院 2 周后不幸感染了泛耐药鲍曼不动杆菌。

患者第一次送检痰培养时,本实验室就给予痰标本直接涂片革兰染色检查。没有上呼吸道污染的气切下呼吸道标本涂片视野非常清晰,鲍曼不动杆菌特有的形态学特征几乎就可凭经验认定是它(但需注意与革兰阴性双球菌的奈瑟菌相区分)。且该患者的痰涂片我们还看到了明显的白细胞吞噬,根据涂片结果,第一时间反馈临床医生,及时调整用药,希望最大可能挽回患者生命。

临床呼吸道标本,如气切吸痰标本,没有上呼吸道污染,直接涂片革兰检查是非常有意义的,可以第一时间提供给医生有用的信息[2]。但无奈在实际工作中,我们接收到的多半是被上呼吸道正常菌群污染的痰标本,痰涂片能看到有用信息的时候不多。所以,作为微生物工作者,随时跟临床沟通,指导临床采到合乎标准的标本,是非常重要的,否则,更多时候,我们做的都是无用功[3]。同时,经过此次案例,也令我们大家更深刻感受到合理使用抗生素,医院感染控制工作的重要性,在做好本职工作同时,协助院感科搞好院感工作,防患于未来。

【徐炜烽主任技师点评】

多重耐药及泛耐药细菌引发的院内感染是当今医疗一大棘手难题。作为微生物工作人员,通过直接涂片革兰染色等手段提高微生物工作的时效性,并在院感防控中发挥微生物工作人员应有的作用。

参考文献

[1] 裘莉佩,潘登,徐炜烽等.鲍曼不动杆菌碳青霉烯酶基因型及分子流行病学研究.中华流行病学,2007,4(28):381-384.
[2] 陈险峰,周庭银.痰标本涂片革兰染色镜检的临床意义.检验医学,2013,28(6):499-502.
[3] 周庭银.临床微生物检验标准化操作.第2版.上海:上海科学技术出版社,2010:263.

（裘莉佩,邮箱:nbqlp@163.com）

5. 不可忽视的痰涂片

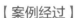

【案例经过】

某日,肿瘤科打来一个电话:5床患者以肺癌多发转移合并肺部感染入院,入院以来一直滴注头孢他啶抗菌治疗,刚才注意到痰培养提示铜绿假单胞菌,药敏显示:对抗假单胞菌药物全部敏感,但目前患者肺部炎症仍未控制,胸部CT提示炎症进一步发展,铜绿假单胞菌是致病菌吗?

于是,赶紧找回患者当天的痰培养平板及涂片。如图5-1,血平板优势菌是铜绿假单胞菌(+++)(经鉴定证实)。然而令人吃惊的是,痰涂片上皮细胞>25个/LP,WBC偶见,而且存在多种细菌如革兰阴性杆菌、革兰阳性球菌、念珠菌(图5-2)。

【形态学检验图谱】

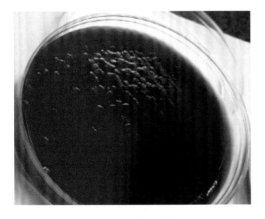

图 5-1　菌落形态

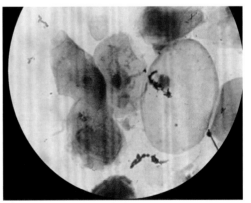

图 5-2　痰涂片革兰染色(×1000)

【分析与体会】

痰培养是微生物室最常见的检测项目,用于辅助诊断呼吸道感染。然而目前很多医院,由于受传统观念思想、人力、技术等因素,对于痰标本从不进行细胞学筛选,而是直接接种,甚至有了涂片结果,也不去关注,而是一味地根据优势菌理论进行操作,这样容易产生假阳性报告,延误治疗。因为取材不规范、用药后取材、延误送检等都可以导致细菌数量的变化。

本案例也恰好地说明了这点,应当重视标本涂片检查。因为标本涂片一方面可以评估标本是否合格,是否适于进一步培养;另一方面可以作为指引目标菌的分离;同时也能发现一些少见或难培养的细菌如分枝杆菌等。因此,实验室应制定相应的操作规程,重视涂片检查,努力提升自身技能水平,最大限度地提高结果的可靠性。

【箴言】

痰涂片在痰培养中的作用不可忽视。

6. 无力回天的严重感染——全身播散性类鼻疽伯克霍尔德菌感染死亡病例

【案例经过】

患者,男性,25 岁,养猪场工人,因"发现血糖升高 3 年,手部外伤不愈并局部脓肿形成 1 个月余,加重伴发热、咳嗽、胸痛半个月余"入本院内分泌科。病史:患者 3 年前外伤住院中曾多次查到血糖高于 11.1mmol/L,因无不适未治疗,出院后亦未监测血糖。此次起病前 1 个月余,患者左前臂皮肤被死猪皮刺伤约 0.5cm 长伤口,虽经局部消毒仍发生化脓性感染,且长期不愈。后左腋窝淋巴结肿大溃烂,经验性抗感染治疗无效,于当地医院予以手术切除,术后继续经验性抗感染治疗。术后腋窝伤口长久不愈,伴流脓。半个月前,患者病情加重,高热,伴咳嗽、咳痰,再入当地医院对症治疗 10 余天后,症状缓解出院。2 日前,患者再次加重,高热、咳嗽、咳痰及胸痛,转诊至我院。

入院查体:T 39.0℃,HR 126 次/分,R 26 次/分,BP 107/61mmHg,神志清楚,急性重病容。左侧腋窝可见一直径 1.3cm×1.5cm 窦道,穿透胸壁,有臭味,可见黄色渗液。左侧呼吸运动减弱,左下肺叩诊浊音,呼吸音明显减低,右侧尚正常。余无异常。入院前胸片:左下肺感染,胸腔包裹性积液。彩超:脾大,脾内多发实质性结节,脾周多发淋巴结大。入院诊断:糖尿病(分型待定),酮症酸中毒;肺部感染;腋窝软组织感染;脾脓肿。实验室检查:WBC $15.3×10^9$/L,RBC $4.6×10^{12}$/L,Hb 122g/L,PLT $177×10^9$/L,中性粒细胞百分比 85.4%;PCT 4.43ng/ml。影像学检查:肺、脾、腋窝等处存在多发感染病灶,考虑脓毒症。

患者入院后次日出现休克,采用莫西沙星联合头孢吡肟抗感染,并支持治疗,同时送检血培养、腋窝脓液细菌培养。因微生物室初步报告为革兰阴性杆菌及革兰阳性链球菌,改为美罗培南、万古霉素、替加环素、大剂量青霉素,覆盖常见 G^- 细菌与 G^+ 细菌。休克得以纠正,但全身多发脓肿病灶无好转。患者仍有寒战、高热,血象中性粒细胞明显升高。并于颅内、左侧头面部出现新发脓肿病灶。入院第 8 天血培养报告为类鼻疽伯克霍尔德菌(图 6-1~图 6-3),亚胺培南等多种抗生素耐药,头孢他啶、磺胺甲噁唑敏感。此后患者血、骨髓、胸腔积液及脓培养陆续报告为类鼻疽伯克霍尔德菌,药敏结果一致。由于该菌属于烈性传染病病菌,我院微生物室在对分离菌做了常规生化、上机鉴定后,立即通知了湖南省疾控中心在严格的生物安全防护下对菌株进行了确认,随后对患者所在的病房也进行了彻底的消毒处理。药敏结果出来后临床根据药敏结果调整抗生素为头孢他啶联合哌拉西林/他唑巴坦。

患者于入院后第8天再次出现感染性休克,此后病情持续加重,血糖无法控制,高热,全身多处脓肿灶无吸收,多器官功能损害;第12天改为替加环素+头孢他啶,未见明显好转,头面部、颅内脓肿病灶进行性加重,肺部及脾内病灶增多、扩大(图6-4~图6-6),多浆膜腔积液,多脏器衰竭。第18天复查头部CT(图6-7),见头面部及颅内感染较前范围明显扩大,累及左侧眼眶病,并侧海绵窦脓栓形成,因治疗效果一直不佳,重新调整抗生素为头孢他啶+磺胺甲噁唑。入院后第20天,患者出现心搏骤停,呼吸骤停,经心肺复苏抢救无效,宣布死亡。直接死亡原因考虑为细菌脓栓引起急性心肌梗死。但未能进行尸体解剖。

【形态学检验图谱】

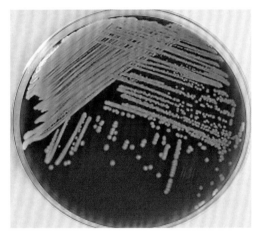

图6-1　标本接种于血平板,35℃,5% CO_2 培养24小时后的菌落形态

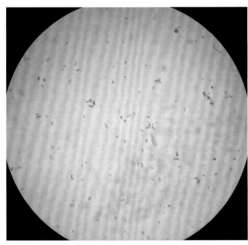

图6-2　菌落涂片革兰染色(×400)

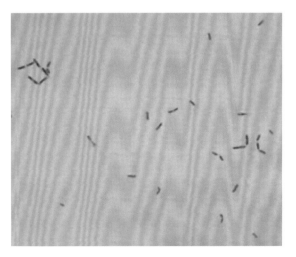

图6-3　菌落涂片革兰染色(×1000)
与图6-2均可见典型的革兰阴性杆菌,菌体规则

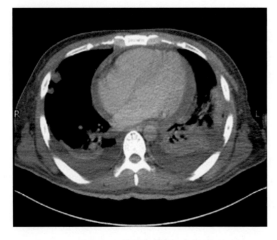

图 6-4　患者胸部 CT

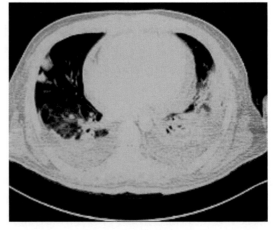

图 6-5　患者胸部 CT

与图 6-4 均可见胸部多发病灶及双侧胸腔、心包积液

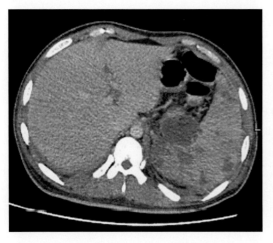

图 6-6　患者腹部 CT

显示脾脏肿大,内见多发低密度病灶

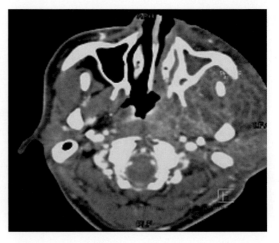

图 6-7　患者脑 CT

可见在左侧眼眶内、翼腭窝、咽旁、眼周、颌面部及额颞顶部头皮化脓性病灶

【分析与体会】

本例从起病到最后死亡,演变转归典型:诱因为手部外伤,继而手到腋窝局灶感染,由于抗感染治疗不规范,疾病进行性加重,出现脓毒败血症及全身多发性脓肿,且多次血培养、骨髓培养、脓液、胸腔积液培养均为类鼻疽伯克霍尔德菌,药敏结果一致,提示同一菌株全身播散性感染。尽管患者在转入我院后及时找到了真正的病原体,且先后根据临床经验和药敏结果积极抗感染及对症、支持治疗,但仍然无力回天。

类鼻疽伯克霍尔德菌是一种不发酵葡萄糖的革兰阴性需氧菌,具有抵抗力强,易传播、易培养和高致病性等特征,美国 CDC 将其列为 B 类生物恐怖菌,该菌导致类鼻疽病。该病是热带和亚热带地区的一种人兽共患病,人类主要经伤口、黏膜或呼吸道感染,有基础疾病或免疫力低下者易感。根据临床过程分急性败血症型、亚急性、慢性及亚临床型类鼻疽病。其中急性败血症型最为凶险,死亡率可高达90%以上,本例即属于此型。我国类鼻疽病的主要疫源地为海南、广东、福建等地,湖南很少见[1]。本例患者未到过疫区,但有糖尿病基础,存在易感因素。回顾其病史,3年前外伤住院时即发现血糖升高,升高程度达到糖尿病诊断标准,但未能引起重视。而糖尿病并发症之一就是难以控制的严重感染[2]。患者从外伤起病开始,病程近2个月,先后就诊于多家医院,始终未能控制感染,甚至进行了肿大淋巴结切除。虽然患者有高热,但在入住我院前却未能通过正规的组织及血培养查找到病原菌。直至转入本院,尽管得以确诊却为时已晚。

类鼻疽是一种少见病,临床表现复杂多样,缺乏特异性,跟普通细菌感染导致的创口感染、肺炎、脓毒血症等极为相似[3]。临床若对此类疾病缺乏经验,很难正确诊断。此时微生物学诊断就显得异常重要。本例患者在我院的多次培养均为类鼻疽伯克霍尔德菌,而外院却一直未能取得病原学结果,致使患者在长达2个月的诊治过程中均为经验性用药。若能尽早获得病原学证据,对于此例患者而言,结局可能完全不同。

值得注意的是,不同文献中关于类鼻疽伯克霍尔德菌在不同地区的耐药性报道差异较大,但亚胺培南耐药者并不多见[4]。本例患者检出的是亚胺培南耐药菌株,大大增加了治疗难度。

【顾兵副教授点评】

本例患者虽然在本院得以确诊,但此时疾病已经处于非常严重阶段,虽经积极救治仍未能得到挽救。导致患者感染难以控制的原因主要有:①多重耐药的强毒力菌株感染,常用抗生素无效;②脓毒症,全身多发性脓肿,局部抗生素浓度难以达到治疗所需。虽然在诊治过程中,尽管对胸腔积液进行了置管引流,但由于脓肿还分散于脾脏、颅内、颅底,局部切开引流难以实施;③患者糖尿病基础、贫血、低蛋白,营养状况极差。

对于少见易误诊感染病的诊治,需要临床经验,更需要临床微生物学"金标准"。若能尽早明确诊断,或许患者能得到及时救治。由此可见,临床实践中应该充分认识到微生物检验的重要性。

参考文献

[1] 陈宇辉,郭红荔. 糖尿病合并类鼻疽伯克霍尔德菌感染40例. 中国热带医学,2010,10:1238-1239.

[2] Kanoksil M,Jatapai A,Peacock SJ,et al. Epidemiology,microbiology and mortality associated with community-acquired bacteremia in northeast Thailand:a multicenter surveillance study. PLoS One,2013,8(1):e54714.

[3] Nandi T,Tan P. Less is more:Burkholderia pseudomallei and chronic melioidosis. MBio,2013,4(5):e00709-13.

[4] Bandeira TJ,Moreira CA,Brilhante RS,et al. In vitro activities of amoxicillin-clavulanate,doxycycline,ceftazidime,imipenem,and trimethoprim-sulfamethoxazole against biofilm of Brazilian strains of Burkholderia pseudomallei. Antimicrob Agents Chemother,2013,57(11):5771-5773.

（邹明祥,邮箱:zoumingxiang@126.com）

7. 姜还是老的辣——黏液型肺炎链球菌的鉴别

【案例经过】

笔者从事微生物检验工作5年,平日里自认阅菌无数,各种病原菌搭眼一看,便能认出八九不离十。前日,老主管拿出一块分纯血平板,让各位弟子辨认,我上前瞟了一眼,只见一大片黏液性菌落(图7-1)铺在血平板上,略显金属光泽,我毫不犹豫道:"铜绿!"主管笑而不语,又拿去让其他人辨认,大家也一致认为是黏液型铜绿假单胞菌(图7-2)。看着主管神秘的笑容,笔者顿时心里一沉,难道走眼了?再次把平板拿过来仔细辨认,黏液型菌落、少许金属光泽……咦?!居然有较深的草绿色溶血环,难道是……笔者立马涂片进行革兰染色,片刻之后真相大白于显微镜下——矛头状革兰阳性双球菌,果然是肺炎链球菌!姜果然还是老的辣,微生物检验需要大量的经验积累。患者为食管癌伴两肺、肝转移,左侧少量胸腔积液,住院治疗期间,体温升至39.2℃,WBC 22.4×10^9/L、N 93.0%,血液培养检出黏液型肺炎链球菌(图7-3)。

【形态学检验图谱】

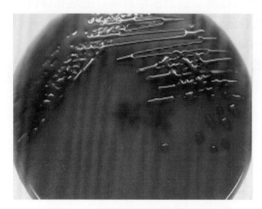

图7-1 黏液型肺炎链球菌菌落形态

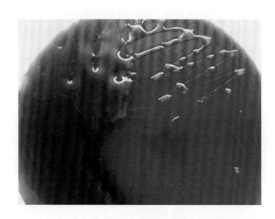

图7-2 黏液型铜绿假单胞菌

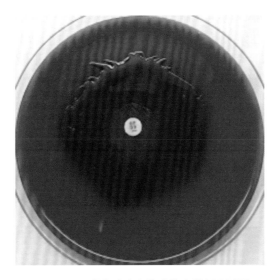

图 7-3 黏液型肺炎链球菌奥普托欣试验

【分析与体会】

肺炎链球菌为临床常见病原菌,以社区获得性感染多见。典型肺炎链球菌在血琼脂平板培养 48 小时后菌落因菌体自溶导致菌落中央有凹陷呈明显的"脐窝状";而黏液型肺炎链球菌菌落呈淡灰色、湿润、略有金属光泽、相邻菌落易融合的草绿色溶血水滴样黏液型菌落,与黏液型铜绿假单胞菌菌落在形态上,有很多的相似点,单从形态学上很难区分,需要大量的经验积累,同时借助染色和生化反应来确定。

(康海全,邮箱:12540805@qq.com)

8. 提高认识,警惕夏秋季海洋弧菌对特殊人群的侵袭

【案例经过】

患者,男性,78 岁,有"酒精性肝炎"病史多年,于入院前 4 天无明显诱因下出现双下肢水肿,以左下肢为重,无畏寒、发热等,3 天后左下肢出现血泡,伴胀痛,溢出黄红色液体,右下肢水肿加重伴溢出黄色液体,至当地社区医院就诊后静脉输液治疗未见好转,后至我院急诊。入院查体:双下肢凹陷性水肿,左下肢可见皮肤破溃,右下肢胫前及右足背可见大块紫癜,测体温 37.0℃,Bp 94/47mmHg,查血常规:白细胞 $11.6×10^9$/L(参考值:$3.5~9.5×10^9$/L),中性粒细胞分类 93%(参考值:40%~75%),血小板计数 $41×10^9$/L(参考值:$100~300×10^9$/L),血沉:67mm/h(参考值:0~15mm/h),肾功能 + 电解质:肌酐 232μmol/L(参考值:59~104μmol/L),尿酸 649μmol/L(参考值:100~420μmol/L),拟诊"双下肢感染,肾功能异常",进行经验性治疗

并进一步完善相关检查,如风湿免疫、血培养、肿瘤标志物及下肢分泌物培养等。

　　2天后血培养显示阳性结果,转种至血平板培养24小时,长出湿润、色黄、圆形微凸的光滑菌落,直径约2~3mm,且有草绿色溶血环形成(图8-1),同时下肢分泌物培养也检出同样菌落,取此菌落涂片革兰染色后用油镜观察属革兰阴性菌,菌体稍弯曲,呈逗点状(图8-2),并通过VITEK2 compact行上机鉴定和药敏试验,结果显示生化鉴定为创伤弧菌的几率是95%,药敏试验提示其除对头孢唑林和头孢替坦表现出耐药外,对其他常用抗生素皆表现出敏感,最后通过积极抗感染和相关对症支持治疗,患者病情趋于稳定。

【形态学检验图谱】

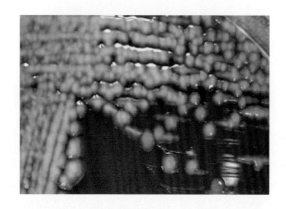

图8-1　SBA上菌落形态(培养24小时)

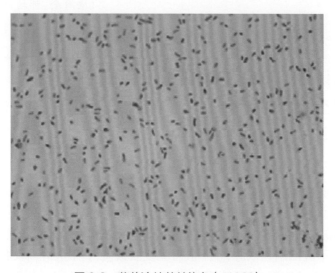

图8-2　菌落涂片革兰染色(×1000)

【分析与体会】

此次检出的创伤弧菌隶属于弧菌属第5群细菌，又称为海洋弧菌，嗜盐性海生革兰阴性菌，单极端单鞭毛，有荚膜，需氧和厌氧均能生长，与霍乱弧菌、肠炎弧菌同属致病性弧菌，其广泛生存于亚热带海洋环境中，是"人鱼共患病"的一种重要致病菌，能穿过胃肠道黏膜或通过破损的皮肤感染人类[1]。文献报道慢性肝病患者更容易感染创伤弧菌，且病死率高，原因为肝病患者多存在肠道菌群紊乱，免疫力降低[2]。我们此次检出的患者有"酒精性肝炎"多年病史，是创伤弧菌感染的易感人群，并且发病后患者白细胞数呈进行性升高，是病情凶险的征兆，必须经过积极抗感染治疗。另外，创伤弧菌感染有明显的季节性，易发时间为每年的4~10月份，本次病例发病时间刚好在今年9月份，与报道吻合[3]。

创伤弧菌致病机制仍不十分明了，本病临床上比较少见，以败血症及下肢感染病例最严重，早期正确诊断困难，出现典型症状时病情多已严重，病死率高，大多均在典型的临床表现出现后，结合肢体创伤并接触海水或海产品病史作出诊断[4]。因此相对于广大临床工作者而言，诊疗过程中应仔细询问病史，如患者有慢性肝病病史或者相关免疫缺陷病病史，并且曾食用生海鲜或者有被海产品所伤史，临床出现有肢体感染，皮肤损害广泛迅速，甚至出现肢体坏疽、休克、MODS倾向者应高度警惕创伤弧菌感染，并迅速使用针对性的、合理的抗感染治疗，以达到快速、准确、合理治疗的目的，必要时还可以行外科清创引流，降低死亡率和相关并发症的发生。对于广大群众而言，慢性肝病、糖尿病、免疫缺陷等高危人群应避免相关危险因素的发生，如果有类似相关海水或海产品接触史，要及时就诊治疗，按照专业临床医师的要求进行积极治疗，以达到早治疗早治愈的目的。

此次病原菌的检出，给临床治疗带来了很大的便利，避免长期的经验性抗生素的不合理使用，极大地减轻了患者经济上和身体上的负担，由于此类病例的稀有性，也给其他临床医生一个很好的借鉴作用。

【徐炜烽主任技师点评】

创伤弧菌是一种栖息于海洋中的细菌，患者罹患此菌主要引起败血症和伤口感染。伴有慢性肝病和免疫抑制等慢性基础疾病是另外一个重要的诱因，因此我们遇到有相关危险因素存在的患者，应该引起高度警觉，及时的检出病原菌，争取早期为临床治疗提供一个强有力的诊断治疗线索，降低病死率。

参考文献

[1]邢丽萍.创伤弧菌生物学研究进展.中国卫生检验杂志,2011,21(7):1833-1836.

[2]Arvaniti V,D'Amico G,Fede G,et al. Infections in patients with cirrhosis increase mortality four-fold and should be used in determining prognosis.Gastroenterology,2010,139(4):1246-1256.

[3]洪广亮,卢中秋.慢性肝病患者并发创伤弧菌脓毒症研究现状.中国微生态学杂志,2007,19(2):236-238.

[4]卢中秋,邹长林,李秉煕,等.12例创伤弧菌败血症的流行病学特点.中华流行病学杂志,2003,24(10):900.

（赵玉杰，邮箱:275512725@qq.com）

9. 腹膜透析相关腹膜炎:产单核李斯特菌

【案例经过】

某日,从一份腹膜透析液标本中分离出一株产单核李斯特菌。患者资料:男性,56岁,维持腹膜透析5年,以腹痛、发热入院,既往有糖尿病、脑梗死病史。腹透液外观混浊,腹透液常规 WBC $5.2×10^9$/L,多核90%,单核10%。此菌特征:革兰阳性短杆菌,菌落较小,有狭窄β溶血环,触酶阳性,4℃冰箱生长,CAMP阳性(图9-1),37℃无动力,25℃动力阳性成倒伞状(图9-2)。

【形态学检验图谱】

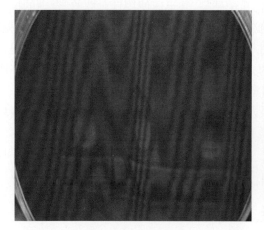

图9-1 CAMP阳性

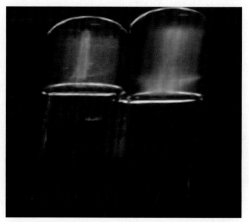

图9-2 37℃无动力,25℃动力阳性呈倒伞状

【分析与体会】

产单核李斯特菌是人兽共患病原菌,广泛存在于自然界,水源、食品等,主要通过粪-口传播,常侵犯婴幼儿、妊娠妇女、老年人以及一些严重基础病的免疫受损宿主,导致皮肤黏膜感染、中枢系统感染、败血症、心内膜炎等。本例中,腹透液标本分离出此菌,可能与患者有基础疾病,免疫力下降有关。然而值得注意的是由于此菌容易引起中枢神经系统感染,治疗时应同时选用能通过血-脑屏障的药物。

李斯特菌引起的腹膜炎比较少见,但其分离鉴定并不难,鉴定可通过传统微量生化管、API CORY 鉴定系统等。CAMP 和动力试验是鉴别李斯特菌的特征性试验。与无乳链球菌CAMP试验不同,李斯特菌的溶血区域多呈长方形,而不是箭头状,如图9-1。但值得注意的是,由于李斯特菌溶血活性较低,进行CAMP试验时,菌量应该多挑一些,延长培养48小时结果更典型。此外,根据李斯特菌生长特性,25℃动力阳性(倒伞状,如图9-2)。

【箴言】

应掌握产单核李斯特菌鉴定要点。

（刘春林,邮箱:545997273@qq.com）

10. 卫星现象真的可靠吗?

【案例经过】

一名20岁年轻女性患者,因反复发热3个月余,加重1周入院。体格检查:T 38.6℃,P 113次/分,R 26次/分,BP 109/67mmHg,心脏可闻及响亮3级收缩期吹风样杂音。心脏彩超提示二尖瓣病变(赘生物形成),符合感染性心内膜炎。入院当天行血培养检查(需氧+厌氧培养,检测仪器BD9120)。需氧瓶培养18小时后报阳,涂片并转种。次日,根据平板生长情况,结合细菌染色特性,怀疑是嗜血杆菌属。如图10-1,血平板卫星现象阳性;MH琼脂平板卫星现象阳性如图10-2,推测是副流感嗜血杆菌。然而后来经API NH鉴定证实是流感嗜血杆菌。

【形态学检验图谱】

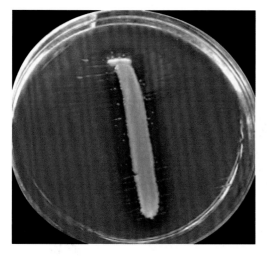

图 10-1　血平板卫星现象阳性

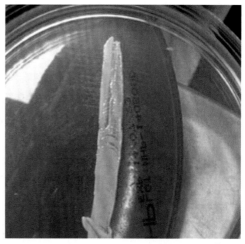

图 10-2　MH 琼脂平板卫星现象阳性

【分析与体会】

感染性心内膜炎是一种威胁生命的严重感染,常见病原菌有草绿色链球菌、金黄色葡萄球菌等,而革兰阴性杆菌较少见。在本案例中,患者为年轻女性,既往无心脏方面疾患。但最终证据表明,流感嗜血杆菌导致心内膜炎的发生。

嗜血杆菌是苛养菌,营养要求高,生长需要X、V因子,分离鉴定较为困难。卫星现象是鉴别嗜血杆菌一种特征性试验,许多医院采用琼脂卫星现象或因子需求试验鉴别菌种。在本案例中,怀疑待检菌是嗜血杆菌属,血平板卫星现象阳性,但不能区分是哪一种嗜血杆菌。进一步,在MH平板卫星现象阳性,提示副流感嗜血杆菌。然而奇怪的是,经API NH鉴定证实是流感嗜血杆菌,可能的解释是挑取的菌落含有X因子就会造成结果假阳性,导致鉴定错误。类似地,进行因子需求试验应当注意纸片的有效性,做好质量管理,因为V因子纸片失效同样会导致鉴定错误。当然,不管是琼脂卫星现象还是因子需求试验,只是鉴定菌种的一种辅助手段,不能盲目相信,仍需通过细菌的生化特性去鉴别。

【箴言】

应注意卫星现象在嗜血杆菌鉴定的局限性。

（刘春林,邮箱:545997273@qq.com）

11. 把握时间,决定成败

【案例经过】

小儿患者,年龄1岁11个月,因咳嗽、气喘10天入院治疗。肺部听诊闻及散在湿啰音、哮鸣音。查体无明显异常。血常规、CRP等均正常,胸片仅提示肺纹理增粗,余无异常。初步诊断为病毒感染,急性支气管炎。采用利巴韦林、头孢硫脒行经验性治疗,并采用甲泼尼龙抗炎,缓解哮喘症状。患儿于入院的第7天出现右眼睑红肿,有较多黄色分泌物产生,请眼科会诊后诊断为右眼细菌性结膜炎,采集眼拭子送涂片及细菌培养(图11-1~图11-4)。分离到流感嗜血杆菌,除氨苄西林与复方磺胺以外的抗G⁻杆菌药物均敏感,阿奇霉素敏感。采用妥布霉素滴眼液治疗好转后出院。

【形态学检验图谱】

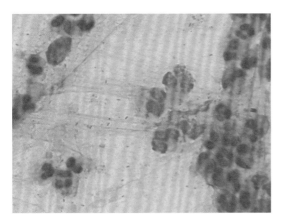

图 11-1　眼拭子直接涂片革兰染色
镜下可见典型胞内吞噬细小杆菌

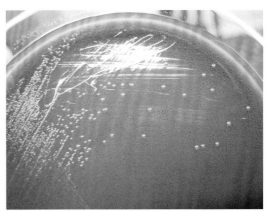

图 11-2　巧克力培养基菌落形态
菌落呈光滑湿润半透明,无色或有银灰色光泽

图 11-3　菌落涂片革兰染色(×1000)
可见典型的细小球杆菌

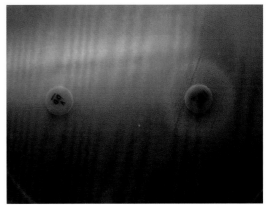

图 11-4　纸片法卫星试验
培养基为营养琼脂,试验显示该菌同时需要 V + X 因子

【分析与体会】

　　导致幼儿眼结膜感染的常见病原体主要是大肠埃希菌、肺炎链球菌、流感嗜血杆菌以及淋病奈瑟菌。但由于流感杆菌耐药性低,而含抗生素滴眼液无论在社区还是医院均已普遍应用,导致实际在临床中极难分离到该菌。该患儿是由于上呼吸道感染入院治疗的,流感嗜血杆菌在该类患者的口腔、鼻腔以及咽喉处有较高比例的正常携带,在患上呼吸道感染时,该菌携带数量往往上升,由于患儿的哭闹,以及无意识的用手擦鼻涕和眼泪等动作会将该菌带入眼部导致结膜感染。在这例病例中,由于患儿因为呼吸系统疾病在医院正规治疗,因而对于发现眼部感染比较及时,也能保证在还未局部使用抗生素之前就采集标本及时送检,因而才保留了感染的原始状态,使流感嗜血杆菌未受抗生素影响而得以正常分离。

【箴言】

社区获得性感染病原体尽管致病力强,但大多不耐药,获得正确病原学结果的前提是,保证在使用抗生素之前采集标本,这点至关重要。

(卢先雷,邮箱:LXLLHLHY2@hotmail.com)

12. 骨结核难鉴定?

【案例经过】

女性患者,55岁,因"肾移植术后半年,反复发热1个月余,加剧伴关节痛6天"入院。2个月余前,患者因扭伤右脚踝关节以及反复发热入院3次。6天前,患者再次出现无诱因右侧踝关节疼痛及发热,体温最高达39℃,偶有胸闷,再次入院。入院后,于右侧踝关节下发现皮下脓肿,行脓肿切开引流,并抽吸脓液送微生物室做直接涂片、细菌培养及药敏试验。革兰染色涂片、普通细菌培养结果均阴性,使用左氧氟沙星联合头孢呋辛抗感染治疗。同时考虑到患者右侧踝关节疼痛不排除痛风可能,加以秋水仙碱对症处理。虽然刚开始体温有所下降,但很快回升。由于治疗效果不佳,又无微生物学证据支持,9天后临床医生要求细菌室工作人员到病房现场采样。标本经革兰染色后发现有折光性很强的不着色杆菌,经抗酸染色后查到大量抗酸杆菌(图12-1,图12-2)。当天下午再次采集标本做结核分枝杆菌基因芯片杂交(菌种和耐药基因)证实为结核分枝杆菌,利福平和异烟肼敏感,根据病灶处病理表现(图12-3,图12-4)以及病理组织检测,最终确认为骨结核中的骨松质骨结核感染,检查结果予以对症治疗。

【形态学检验图谱】

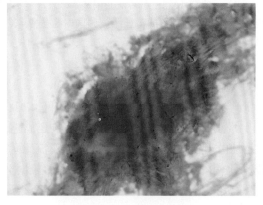

图 12-1 革兰染色(×1000)

细菌为一些不着色的强折光杆状痕迹,称为"鬼影"细胞

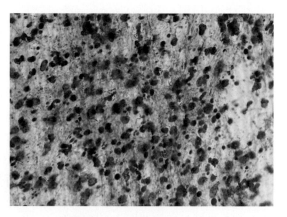

图 12-2 抗酸染色(×1000)

可见大量紫红色细丝状的抗酸杆菌

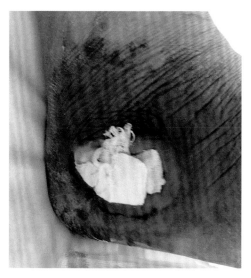

图 12-3　踝关节结核性包块病理表现 1

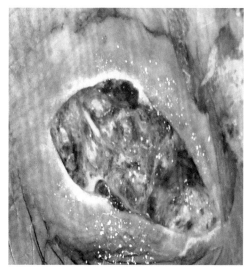

图 12-4　踝关节结核性包块病理表现 2

【分析与体会】

　　人类对结核分枝杆菌有较高易感性,绝大多数由呼吸道入侵导致肺结核,少数经消化道感染,形成肠结核和肠系膜结核。肺及消化道系统结核病灶中的结核分枝杆菌容易随血流转移至其他部位导致继发性结核。骨结核是肠外结核中比较少见的类型,发病部位多集中在负重大、活动多、容易发生劳损的骨或关节。

　　根据发生部位和临床表现,骨关节结核分骨结核、滑膜结核和全关节结核三种,而骨结核又分为骨松质骨结核、骨皮质骨结核以及干骺端骨结核。而松质骨结核分为中心型和边缘型两种。中心型容易形成死骨,随后形成空洞;而边缘型的主要表现骨缺损。根据病理表现以及病理组织检测,此患者最终诊断为骨结核中的骨松质骨结核。感染确认疾病类型对诊断、治疗方案的选定和预后的判断有指导意义。

【杨青教授点评】

　　骨结核起病多较缓慢,全身症状隐蔽,患者可有低热、倦怠、盗汗、食欲减退和消瘦等。文献仅有少数病例报道。有些病例除上述症状外,还可呈现急性发作,高热等,易与其他急性感染混淆。

（李医,邮箱:75156825@qq.com）

13. 颈部包块难定性,反复送检是关键

【案例经过】

患者,女性,43岁,贵州人氏,在宁波生活工作14年。2个月前发现颈前右侧区包块,局部无红肿热痛,无瘙痒,无畏寒发热及夜间盗汗等,因此一直未予重视。近来,肿块略有变大,身边朋友担心是否某种恶性疾病,遂来我院求诊。肿瘤外科医生接诊后,见右胸锁关节上方局部隆起,可触及约2cm×3cm大小肿物,质软实性,边界欠清,活动度小,与周围组织及皮肤无粘连,触之无疼痛,不随吞咽上下活动,气管居中,胸廓无畸形。MRI示:两侧锁骨内侧异常信号及右胸锁关节内上方病灶,炎性病灶可能性大;两侧颈部多发淋巴结肿大。以"颈部肿物,性质待定"收入肿瘤外科。完善相关检查后,结合临床肿块特征,性质暂不明确,考虑脂肪瘤或其他良性肿块可能性大,手术指征明确,拟行手术治疗并明确肿块性质。

术中切开皮肤,触及肿块位于右胸锁乳突肌近胸骨止点处深面,约直径2.5cm,囊性,局部肌肉组织见轻度水肿。分离过程中肿块破溃,见米黄色混浊液流出,约30ml,取分泌物及部分周边组织送检,冲洗脓腔后,置引流管,手术顺利。主刀医生根据手术经过认为结核性冷脓肿可能性大,寄生虫性囊肿可能也不能排除,需结合患者PPD试验和送检物细菌培养及病理检查等确诊,术后给予抗生素治疗,观察切口愈合情况。若干天后,回报结果显示:术中标本分泌物培养阴性,血沉41mm/h,抗酸杆菌染色检查阴性;PPD试验阳性;病理报告结果为坏死组织。主治医师认为目前检查资料支持结核诊断尚不充分,建议停用抗生素多次重送引流液行结核菌涂片抗酸染色检查。

术后第8天,微生物科工作人员终于找到抗酸杆菌(图13-1,图13-2)。至此,结合术中坏死组织及液体外观、PPD试验阳性、ESR 41mm/h加上最为重要的"引流液找到抗酸杆菌",诊断"颈部结核性冷脓肿"证据充分。患者随后转传染病医院进一步接受抗结核治疗。

【形态学检验图谱】

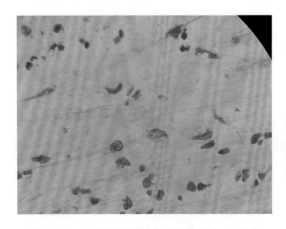

图 13-1 患者引流液涂片抗酸染色(×1000)

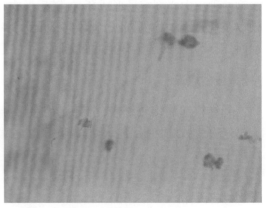

图 13-2 患者引流液涂片抗酸染色(×1000)

【分析与体会】

　　鸭脖子是南方很盛行的小吃,喜欢吃的人都知道这个部位是要经过特殊处理的,那就是连皮扒掉。这里为什么要提到鸭脖子,其实就是要说明一个问题,脖子这个部位是全身淋巴结最密集的地方,普通感染、结核、癌症转移和淋巴瘤等都能引起该位置淋巴结肿大。还在大学学习临床相关知识时,我们知道胃癌容易往左锁骨上淋巴结转移,而肺癌则易往右锁骨上淋巴结转移,联想到这类恶性疾病,容易让人恐慌。有经验的医生常以触诊形成初步印象,再辅以影像学的一些诊断手段,进行临床甄别。但是有时也有局限性,如转移性和结核性淋巴结肿大在超声征象上有许多相似之处,临床还是不易区分。采用手术治疗,术后进行相应的病理或微生物学检查证实是确诊相关疾病的"金指标"。

　　回到该案例来,中年女性患者,影像学提示"炎症可能性大"。入院后完善一般检查,未发现有意义的结果,对于肿瘤转移性或结核性都暂无证据,也尚需与皮脂腺囊肿、皮样囊肿、表皮样囊肿、脂肪瘤及神经纤维瘤等良性疾病进行鉴别诊断。主治医师考虑到手术指征明确,拟手术治疗后送相关标本进行检查明确肿瘤性质。手术分离过程,肿块破溃,有米黄色混浊液体流出,医生感觉应为干酪样坏死组织,高度怀疑结核性淋巴结肿大,也不排除寄生虫性囊肿,需重点寻找相关证据支持诊断。考虑到病患无结核病密切接触史,无咳嗽低热,胸部 CT 无殊,术后行结核菌素实验、结核菌涂片和分泌物培养等检查。数天后,汇总实验结果发现:PPD 试验阳性、ESR 偏高、培养阴性、抗酸染色阴性,病理回报坏死组织。其后,又数次进行引流液涂片抗酸染色检查。终于术第 8 天,在停用抗生素使用后,在引流液中发现抗酸杆菌。

　　肺外结核感染大多见于头颈部,如颈部淋巴结、喉、中耳等处。有资料显示,20 世纪 60 年代之前,头颈部结核还是多伴有全身症状和肺结核。近二十多年来,结核感染率又有抬头趋势,并且伴随着结核菌多重耐药现象的日趋严重,在临床上表现为伴全身症状及胸部影像学检查异常的比率较低,颈部淋巴结结核感染就是肺外结核感染又往往缺乏全身症状的典型例子。回顾病例,依然无法在病史等检查资料面前找到结核感染的蛛丝马迹,提示了这一轮结核感染的隐匿性和严峻性。此类病例临床症状不明显,原发部位隐匿[1]。

　　分析病因,结核分枝杆菌可能由口腔(龋齿)、鼻咽或扁桃体侵入黏膜下淋巴网,也可由远处经血行转移而来,继而引起局部淋巴结的病变。当机体抵抗力下降时,原发感染经淋巴管向颈部淋巴结蔓延引起颈淋巴结结核。病例往往起病时间长短不一,有的半个月内就形成巨大肿块,而且见于正常人,患者并没有明显自觉症状,提示结核的发病除机体抵抗力下降外,局部免疫状态可能是主要原因。患者早期不易与慢性淋巴结炎、恶性淋巴瘤及颈部转移癌等相鉴别,单从病史及临床表现等方面很难确诊。患者 PPD 试验绝大部分为强阳性,也提示体内免疫状态和结核活跃。少数颈部淋巴结结核继发于肺或支气管的结核病变,胸部 X 线支持诊断。

　　对于颈部包块的诊断,有学者认为术前穿刺细胞学检查可以明显提高诊断符合率,而且方法简单、患者痛苦较小,并有助于治疗方法和手术适应证的选择。手术指征明确,在手术切除的同时明确诊断是临床医生对于一般颈部包块治疗的手段。手术治疗除了清除病灶,应与抗结核药物相结合。清除病灶可控制病情的发展,抗结核治疗有助于控制复发。在手术过程中尽量不要损伤淋巴结被膜,以免其内容物污染手术野,导致伤口不愈合。对冷脓肿已经破溃者应彻底刮治,并切除瘘道。应特别注意的是,考虑结核性淋巴结肿大,结核菌涂片可能需要多次重复送检相应标本,并停用抗生素治疗,才能提高诊断的阳性率[2]。

【箴言】

结核感染近年来有明显死灰复燃趋势,而且伴随着不典型的临床症状,很容易漏诊。相关标本一定要反复送检,检验科人员与临床医生一定要加强沟通,才能明察秋毫不放过各种不典型的结核感染病例。

参考文献

[1] 刘洁,刘涛,谢民强.颈部淋巴结结核40例临床分析.广东医学,2010,31(14):1846-1848.

[2] 王俊林.30例颈部结核性淋巴结炎临床分析.华夏医学,2001,14(1):82.

(汪丽,邮箱:nbwangli2000@163.com)

14. 山穷水复疑无路,柳暗花明又一村
——联合检测,明确结核性胸腔积液诊断

【案例经过】

患者,男,67岁,3年前因心肌梗死,于我院行冠状动脉置换术,术后给予口服"阿司匹林0.1g qd,美托洛尔缓释片23.75mg qm,阿托伐他汀10mg qn"控制病情,近期因"发热伴乏力,呃逆9天"入院。入院后查体:T 36.6℃,P 78次/分,R 18次/分,Bp 100/70mmHg,神志清,颜面有水肿,口唇无发绀,颈静脉无充盈,全身浅表淋巴结无肿大。肋间隙增宽,左侧语颤减弱,未及胸膜摩擦感,左肺叩诊浊音,左侧呼吸音减低,双肺未闻及干啰音,未及胸膜摩擦音。心界不大,心率78次/分,律齐,未闻及病理性杂音,全腹平软,无压痛,肝脾肋下未及,未及包块,肠鸣音4次/分,双下肢无凹陷性水肿。

上腹部CT平扫:左肾多发性小囊肿,左侧胸腔积液(少量)伴局部肺组织膨胀改变,左肺纤维灶,双侧泡性肺气肿,心包增厚。常规心电图:窦性心律,前间壁异常Q波。血常规检查结果:白细胞计数12.2×10⁹/L,中性粒细胞分类84.0%,淋巴细胞分类10.3%。根据患者有发热,血象升高,CT提示胸腔积液等表现,考虑感染不能排除,予静脉滴注"左氧氟沙星0.6g qd + 依替米星针0.2g qd"抗感染治疗,同时为明确诊断行痰培养和痰涂片找抗酸杆菌等常规检查。各项结果如表14-1。

患者入院3天,前后给予"左氧氟沙星,依替米星针"抗感染,"地塞米松针"对症治疗,仍有反复发热,CT复查提示左侧胸腔积液有所增加,临床认为结核感染仍不能排除。为进一步明确诊断,行胸腔闭式引流,共引流出血性胸水1100ml,并留取4管送检,分别行常规、生化、免疫、细菌学检查。各项结果如表14-2。

表 14-1　各项检查结果

标本类型	项目	结果	参考值	备注
血清	生化常规	未见异常	正常	
	前白蛋白	114mg/L	170~420mg/L	
	超敏 C- 反应蛋白	27.9mg/L	0~8mg/L	
	真菌 G 试验	<10pg/ml	<10pg/ml	
	D- 二聚体	790ng/ml	0~243ng/ml	
痰液	常规培养	无致病菌生长	阴性	
	找抗酸杆菌	未检到抗酸杆菌	阴性	连续送检 3 次
尿液	常规检查	未见异常	正常	
粪便	常规检查	未见异常	正常	
皮试	PPD 试验	阴性	阴性	

表 14-2　各项检查结果

标本类型	项目	结果	参考值
常规	李凡他试验	阳性	阴性
	有核细胞计数	200/μl	0~100/μl
	单个核细胞百分比	92%	
	多个核细胞百分比	8%	
生化	总蛋白	46.2g/L	20~40g/L
	乳酸脱氢酶	619U/L	按渗、漏出液区分标准
	腺苷脱氨酶	67U/L	0~25U/L
免疫	各项指标	未见异常	正常
细菌学	常规培养	无细菌生长	阴性
	找抗酸杆菌	未检到抗酸杆菌	阴性

　　根据以上各项检查结果分析,虽然从患者的痰和胸水中均未检出抗酸杆菌和其他致病菌,但胸水中腺苷脱氨酶的升高和细胞分类结果(图 14-1),可初步推测结核性感染的可能。为进一步验证此推断,遂行快速 T 细胞计数体外酶联免疫斑点技术(T-SPOT.TB)检测,检测结果显示结核杆菌 T 细胞为阳性(图 14-2,图 14-3),更加验证了此患者为肺结核伴结核性胸膜炎可能很大,于是临床改变了先前的治疗方案,改用抗结核治疗方案,2 周后患者体温得到控制,病情明显缓解。

【形态学检验图谱】

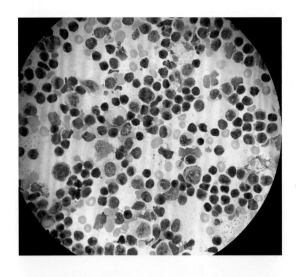

图 14-1　胸水涂片瑞特 - 吉姆萨染色
（×1000）

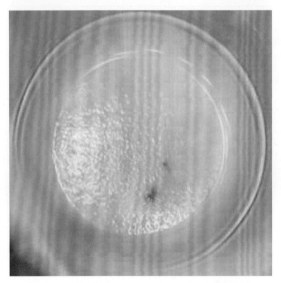

图 14-2　结核杆菌 T 细胞检测（阴性对照）

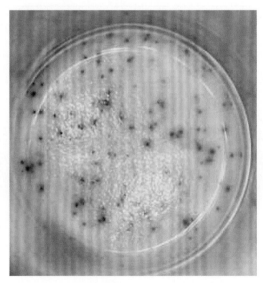

图 14-3　结核杆菌 T 细胞检测（阳性对照）

【分析与体会】

　　结核病是由结核分枝杆菌（TB）感染而引起的一种呼吸系统或其他器官的传染病，一方面严重危害患者健康，另一方面具有很强的传染性。因此，临床上早确诊、早治疗对于控制病情和其传播尤为重要。目前主要的检测方法有涂片法、漂浮集菌法、改良罗氏培养法、实时荧光定量聚合酶链反应（PCR）、实时荧光核酸恒温扩增检测技术（SAT）扩增法、结核分枝杆菌 IgG 抗体检测等方法。其中，涂片法操作简便、快速和对实验室建设水平要求不高，在目前临床特别是基层医院的结核诊疗和控制实践中应用最为广泛[1]，而 TB 培养法结合菌种鉴定是目前结核病诊断的金标准,但其检出阳性率较低,特别对于某些隐性的结核菌感染,其漏检率较高。因此对于一些有条件的医院和实验室,在使用传统检测方法同时,联合其他的检测方法,对于提高检出率[2],及早诊断十分重要。

荧光 PCR 法和 SAT 扩增技术等分子生物学技术是近年来结核病实验室诊断发展较快的、有价值的诊断技术,也是近年来研究较多的实验方法。它们具有快速、灵敏等特点,其阳性检测率可以达到 90% 以上[2,3],可以辅助诊断结核病,但对仪器和技术的要求也较高。T-SPOT. TB 是一项新的诊断结核感染的免疫学方法,它应用酶联免疫斑点技术检测机体内经结核特异性的 RD1 区编码抗原 EAST-6 和 CFP-10 肽段库刺激后释放干扰素的特异性 T 细胞数量,该技术作为一项新的诊断结核感染的高敏感性、高特异性检查,已经广泛地被应用于临床。

本案例患者并无一般结核患者长期发热、盗汗、食欲缺乏、消瘦等结核中毒等临床表现,PPD 试验阴性、痰和胸水均未找到结核杆菌,此类表现均无法明确结核杆菌感染的可能。但根据胸腔积液的相关检查可以初步排除细菌感染和恶性胸腔积液的可能,而胸腔积液腺苷脱氨酶活性的显著升高,对结核性胸膜炎诊断具有高敏感性及高特异性,可作为一项客观诊断指标[4],再结合胸腔积液细胞分类及 T-SPOT.TB 检测结果阳性等指标,可以联合诊断此患者可能感染结核杆菌,此后抗结核治疗的有效性,也有力地证明了这一诊断。

因此,联合检测对于提高结核菌感染的诊断率,特别是明确结核杆菌的隐匿性感染,具有十分重要的意义。

【徐炜烽主任技师点评】

涂片法、培养法和 PPD 试验等作为结核分枝杆菌感染诊断的经典检测方法,目前仍广泛的运用于临床,但其较低的检出率和皮试假阴性的客观因素,造成一部分此类疾病的漏诊和误诊。近年来,如荧光 PCR 法、SAT 扩增技术和 T-SPOT.TB 检测等技术逐渐在临床使用,从而大大地弥补了这一缺陷。老方法和新技术的联合使用将结核菌感染的诊断提高到了一个新的水平。

参考文献

[1] 张为民,龚文波 . 荧光 PCR 定量检测结核杆菌 DNA 与涂片抗酸染色结果的比较 . 实用医学杂志,2010,26(23):4272-4274.

[2] 白广红,朱蕾,高漫 . 7 种实验方法诊断结核病的临床应用价值 . 临床荟萃,2014,29(6):608-611.

[3] RozalesFP,MachadoAB,De Paris F,etal. PCR to detect Mycobacterium tuberculosis in respiratory tract samples:evaluation of clinical data. Epidemiol Infect,2014,142(7):1517-1523.

[4] 粟仲锐,褚宏勋,张新逸 . CA125 与腺苷脱氨酶在结核性胸膜炎患者诊断中的临床价值 . 中国医学工程,2012,8(6):48-49.

(卢雯君,邮箱:1466043104@qq.com)

15. 改良抗酸染色法擒住了元凶

【案例经过】

　　一个农妇来送脑脊液常规,笔者一看是个新病号,就问了一下患者的情况。原来患者是她的丈夫,腰痛几个月,走遍了当地的医院都未能确诊,后来实在疼痛难忍怀疑得了肿瘤去了北京某知名医院,通过活检病理检查怀疑脊椎结核,又到另一家医院找专家仍怀疑结核,为了患者的病一家人受尽周折,但是仍没有找到细菌学证据,几天后患者迅速出现头疼等脑膜刺激征。

　　脑脊液通过传统离心涂片抗酸染色法检出结核菌的阳性率非常低,刚开展的改良抗酸染色法使得阳性率大大提高,虽然送的是常规,笔者也要用此法试试看能不能擒住致病的元凶。改良抗酸染色法主要是利用玻片离心仪收集脑脊液里面的有形成分,步骤如下:①0.5ml CSF 加入到细胞离心沉淀仪中,离心(640r/min,4 分钟);②碳酸复红染色 15 分钟;③酸性酒精脱色 2 次,3 分钟 / 次;④亚甲蓝复染 5 分钟。经过仔细检查终于发现了抗酸杆菌(图 15-1),马上电话通知了主治大夫。

【形态学检验图谱】

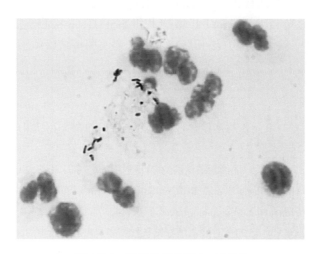

图 15-1　改良抗酸染色(×1000)

改良抗酸染色法为西京医院的重大研究成果,此技术 2012 年就发表在了《美国临床微生物杂志》上,但是没有得到重视,推广应用受到极大限制。结核性脑膜炎病情凶险,但是早期确诊率极低,死亡率高。传统抗酸染色法很多单位几十年没有一次阳性。希望此病例能引起检验界对此技术的重视。

【分析与心得】

结核性脑膜炎是最严重的肺外结核病,其死亡率在 30% 左右,致残率高。早期诊断和治疗是降低死亡率和致残率的关键。其确诊的"金标准"是抗酸染色或培养发现结核杆菌,但是传统的离心涂片抗酸染色法阳性率非常低,在 10% 以下,培养时间长,一般在 4~8 周左右,结核性脑膜炎患者常由于不能及时确诊而延误治疗。

改良抗酸染色法具有以下优点:①克服了传统离心涂片法中由于结核杆菌密度小于脑脊液的密度,不易把结核杆菌收集到试管底部的缺点,此法脑脊液液体成分完全被周围的滤纸吸收,不涉及结核杆菌受浮力的影响问题;②传统离心涂片法为了克服结核杆菌的浮力问题要用高速离心,巨大的离心力使脑脊液中仅有的很少量的结核杆菌紧紧地贴附在离心管管壁或者管底,在离心完毕弃掉上清时,没被甩到管底的结核杆菌被丢弃掉,贴附到试管上的结核杆菌很难吹打下来而被涂片,结核杆菌反复的损失进一步降低了阳性检出率,而改良抗酸染色法是把结核杆菌直接沉降在玻片上,几乎没有任何损失。西京医院 29 例通过培养确诊的结核性脑膜炎患者的 48 个脑脊液标本,采用改良抗酸染色法进行脑脊液检查,所有患者抗酸染色均呈阳性反应,阳性检出率达 100%[1]。传统离心涂片法和改良抗酸染色法的灵敏度分别为 3.3% 和 82.9%[2]。此法快速、准确、简便易行,易于临床推广。

参考文献

[1] XD,Yang YN,Dai W,et al. Highly efficient Ziehl-Neelsen stain:identifying de novo intracellular mycobacterium tuberculosis and improving detection of extracellular M. tuberculosis in cerebrospinal fluid. J Clin Microbiol,2012,50:1166-1170.

[2] Feng GD,Shi M,Ma L,et al. Diagnostic Accuracy of Intracellular Mycobacterium tuberculosis Detection for Tuberculous Meningitis. Am J Respir Crit Care Med,2014,189(4):475-481.

(郑立恒,邮箱:zhengliheng2006@163.com)

16. 直接涂片观察:快速、简便、有效地识别皮肤感染

【案例经过】

患者,男性,66 岁,农民,因躯干、四肢出现丘疹、结节,破溃 3 个月,来我院门诊就诊。患者 3 个月前无明显诱因下于躯干、四肢出现散在绿豆至黄豆大淡红色或肤色丘疹、结节,伴有轻度瘙痒感,偶尔局部皮肤出现闪电样刺痛,未予重视,后皮疹逐渐增多,部分皮疹表面软化、破溃,不久结痂自愈。患者曾在外院按皮炎、湿疹治疗半个月,皮疹无明显改善。患者自诉 7 年前因头部外伤后双侧眉毛、睫毛逐渐稀少,直至全部脱落,近几年一直出现鼻塞症状,自认为是"鼻炎",未曾诊治。患者平素体健,无吸烟、酗酒等不良嗜好。家中无类似疾病史。体格检查:发育正常,营养良好,全身浅表淋巴结未扪及肿大,心、肺、腹无异常。

皮肤科检查：躯干、四肢较多绿豆至黄豆大红色或肤色丘疹、结节，质韧，表面光滑，有蜡样光泽，轻度触痛，部分中央坏死、结痂、瘢痕形成（图 16-1）；双侧眉毛、睫毛完全脱落（图 16-2），四肢浅感觉无明显减退；周围神经未扪及肿大。实验室检查：血常规、尿常规、肝肾功能及胸部 X 线片未见明显异常。皮疹组织液涂片抗酸染色见大量阳性杆菌（图 16-3）。取胸前结节行组织病理学检查：表皮略萎缩，表皮下可见无浸润带，真皮内多数由椭圆形、多角形、梭形组织细胞为主的团块状浸润，呈席纹样排列，散在淋巴单一核细胞浸润，局部可见泡沫样细胞。抗酸染色见较多阳性棒状杆菌。诊断：组织样麻风瘤。确诊后转当地麻风防治单位接受治疗。

【形态学检验图谱】

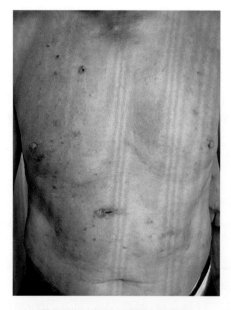 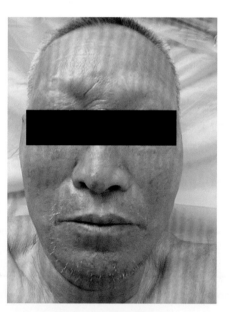

图 16-1　患者躯干部皮疹照片　　　　　　图 16-2　患者面部照片

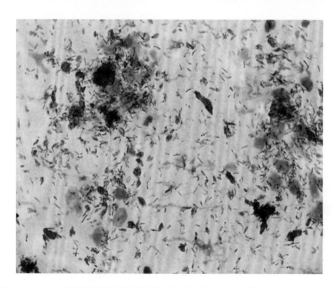

图 16-3　皮疹组织液涂片抗酸染色可见大量红色棒状杆菌（×1000）

【分析与体会】

　　组织样麻风瘤是发生于瘤型与界线类偏瘤型麻风中的一种特殊形态的皮损,多发生于砜类药物治疗后病情恶化、复发和氨苯砜耐药的患者,亦可发生于新发未治疗的患者(如本例),其皮损与一般瘤型麻风损害有所不同,临床表现以结节性损害多见,结节大小不一,绿豆至鸽蛋大,似皮肤纤维瘤或神经纤维瘤。新的结节呈暗红色或棕褐色,顶端发亮有蜡样光泽;陈旧性结节质地较硬,也可出现结节中央软化、破溃,形成溃疡及瘢痕。本例患者为老年男性,慢性病程,以眉毛、睫毛脱落为早期表现,未曾诊治,因起病前有头部外伤史,家中无麻风患者,故考虑外伤感染麻风杆菌所致。患者近3个月以泛发性丘疹、结节为主要表现,部分皮损中央有坏死、结痂,故临床上较易与淋巴瘤样丘疹病相混淆。本例患者最终确诊为"组织样麻风瘤"有赖于特征性组织病理表现、组织抗酸染色和皮肤涂片抗酸染色。

　　组织样麻风瘤形态上无特异性,单从临床表现上很难诊断,另外目前麻风在我国处于低流行状态,临床医生对麻风的认识较以往有所下降,因此误诊率较高。麻风分枝杆菌无法人工培养,因此皮肤黏膜组织液涂片查菌对麻风的诊断、分型、疗效评估及复发的判断就显得十分重要。查菌时需用无菌刀片在皮损部位切一长5mm、深3mm的切口,并刮取组织液行抗酸染色。一般而言,菌量较多的标本涂片阳性率较高。

　　尽管为了明确诊断,接诊本例患者后,我们已经行皮肤病理检测,但是这些结果的回报均需数天,如何才能更快、更简便地鉴别是否存在特异性皮肤感染?这一问题的解决对于临床上选择治疗方案至关重要。而如果能在第一时间,对皮肤分泌物涂片进行特殊染色,初步判断出存在皮肤感染,并随后给予及时、有效的治疗,对于改善患者预后、防止感染在人群中的扩散至关重要。本例患者通过简便、快速的皮肤组织液涂片染色,在第一时间内初步确定感染性质,对进一步的临床处置非常有帮助。

　　目前,临床上对于怀疑有皮肤感染的标本,往往更加注重细菌、真菌、分枝杆菌等的培养,会有意无意地忽视分泌物直接涂片镜检的重要性。通过直接涂片的高倍镜观察,可以查看标本中有无白细胞、红细胞、有无真菌孢子、菌丝、寄生虫等,再结合革兰染色、抗酸染色等,可以直接观察标本的概况,快速有效地判断感染是否存在,并对感染的性质做出初步判断,从而协助临床选择抗菌药物。皮肤分泌物的直接涂片检测结合特殊染色是最简便和经济的感染性疾病的快速诊断方法之一,其结果比培养快,并且能在早期为患者的治疗和诊断提供重要信息,故对于早期识别皮肤的细菌感染来说,是非常有价值的。当然,临床医师在判定皮肤感染时应结合涂片与培养结果,判断两者是否一致,这种做法有助于提高标本细菌检出的准确性。

【箴言】

　　对付临床疾病时,不仅要重视"飞机和导弹"这类高精尖武器,"小米加步枪"也能发挥大作用!

(周炳荣,邮箱:bingrong.2002@163.com)

17. 长程发热背后的真凶:龟分枝杆菌所致之皮肤、软组织及淋巴结感染

【案例经过】

患者女性,36 岁,因反复发热、淋巴结肿大 17 个月,皮疹 14 个月,再发 10 天,于 2012 年 12 月 19 日入本院感染科。主要特点如下:①反复发热:间断高热,最高体温 41℃,多为中、低热;②反复淋巴结肿大:浅表及深部淋巴结均肿大,除第一次考虑结核外,其余多次淋巴结活检均提示慢性炎症,无特异性表现;③反复皮疹:2011 年 10 月开始反复皮疹,红色点片状,开始无脓包,约 2 个月后开始在皮疹处出现脓疱。入院时皮疹加重,范围大,患处皮肤深,且皮疹与高热有相关性。

治疗经过如下:2011 年 7 月 ~2011 年 10 月(3 个月):抗感染 + 激素,2011 年 10 月 ~2012 年 11 月(共 13 个月):因淋巴结活检提示淋巴结结核,予以异烟肼 + 利福平 / 利福喷丁 + 乙胺丁醇 + 左氧氟沙星 / 吡嗪酰胺标准抗结核治疗。效果不佳,仍有发热、皮疹、淋巴结肿大反复出现,伴皮下肿块形成。2012 年 5 月 ~2012 年 12 月(7 个月):因颈部皮下肿块培养出马尔尼菲青霉菌,先予以两性霉素 B,后改为伊曲康唑维持治疗,治疗后肿块消退,但此后肿块又再出现,仍有发热、皮疹及淋巴结肿大。2012 年 11 月 ~2012 年 12 月(1 个月余):广西某综合医院采用分子生物学技术检测痰标本,诊断为非结核分枝杆菌感染,但未能确定到种,遂经验性予以"利福布丁 + 克拉霉素 + 阿米卡星 + 乙胺丁醇"治疗,同时继续服用伊曲康唑治疗马尔尼菲青霉菌病。治疗后发热、淋巴结肿大及皮疹症状未见好转,遂转诊至我院。

入院体查体:生命体征平稳,发育正常,营养较差,神志清楚。皮肤弹性较差,颜面部、躯干及双手可见片状及条片状红色皮疹,部分有红肿,边缘不清,无渗血、渗液,压之褪色,前颈部可见小脓点。全身多发浅表淋巴结肿大,包括耳后、腋窝及腹股沟,直径约 1.0cm×0.8cm,有压痛,活动度较差。剑突下及脐周有轻压痛,余无特殊。

住院过程中 2012 年 12 月 24 日发热加重,体温最高达 40℃,皮疹明显加重。查 WBC 38.4×10^9/L,RBC 3.2×10^{12}/L,Hb 68g/L,N 85.8%。PCT 5.3ng/ml。多次血培养及骨髓培养均为阴性。12 月 25 日行右腋窝淋巴结活检,送病检、普通细菌、真菌及结核菌培养。12 月 27 日出现颜面、腰背及四肢大量成片红色皮疹,表面有脓疱,有痒感且疼痛,皮温高。采集皮肤活检送病理检查及培养。予亚胺培南西司他丁抗感染,改伊曲康唑为伏立康唑片抗真菌。同时继续予以抗过敏及对症、支持治疗。

淋巴结及皮肤活检病理提示慢性炎症,无特异性改变,淋巴结及皮肤普通及真菌培养报告为阴性,2013 年 1 月 6 日淋巴结分枝杆菌培养报告阳性(图 17-1,图 17-2),鉴定结果为:龟分枝杆菌脓肿亚型,诊断为龟分枝杆菌皮肤、软组织及淋巴结感染。根据相关文献及指南,更改抗感染治疗方案为:莫西沙星 + 克拉霉素 + 头孢西丁,因无真菌感染依据,停用伏立康唑。使用此治疗方案后,患者病情渐好转,出院后用药 6 个月余,未再发热,消瘦及营养不良状况明显好转,体重恢复,未再出现皮疹,全身皮下肿块均消退,遗留少量淋巴结肿大,触痛

不明显,遂于 2013 年 6 月初停药。2013 年 7 月 15 日患者再次发热,体温最高达 38.3℃,无明显畏寒、寒战,同时淋巴结肿大加重,以颈部、腋下及腹股沟区明显,伴四肢关节疼痛。

于 2013 年 7 月 20 日再次入院。入院查:营养不良状况较第一次入院时明显改善,耳后、颈前、颈后、腋窝及腹股沟淋巴结肿大,最大者约 2.0cm×3.0cm,质中,有触痛,活动度较差,余体查无阳性体征。查 WBC 13.3×10⁹/L,RBC 3.8×10¹²/L,Hb 107g/L,N 72.9%,PCT 0.26ng/ml。彩超提示双侧腋窝及肝门区、髂血管周围多发淋巴结肿大,脾稍大。考虑为非结核分枝杆菌感染复发,暂予以克拉霉素 + 莫西沙星 + 多西环素治疗。

7 月 22 日行左侧腋下淋巴结活检,病检回报为:淋巴结窦组织细胞增生,伴较多中性粒细胞浸润,周围纤维及脂肪中较多中性粒细胞浸润,呈化脓性改变,未见肿瘤细胞;培养结果仍为龟分枝杆菌。予以"克拉霉素 + 莫西沙星 + 多西环素 + 头孢西丁"四联治疗。用药后病情好转,体温维持正常,淋巴结肿大消退,用药 1 年后随访,一般情况好,无发热、皮疹及淋巴结肿大。患者治疗前后皮肤外观见图 17-3、图 17-4。

【形态学检验图谱】

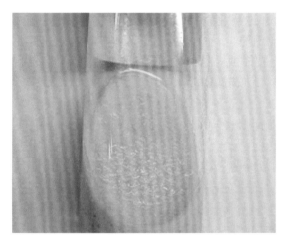

图 17-1　L-J 培养基 35℃培养 4 天所见之菌落形态

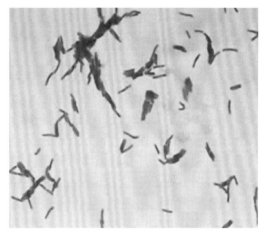

图 17-2　菌落抗酸染色镜下形态(×1000)
菌体细丝状,条索状排列,但菌体比结核分枝杆菌粗

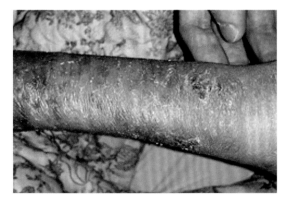

图 17-3　治疗前患者皮肤
四肢皮肤较多红色片状皮疹,局部有脓肿及破溃结痂

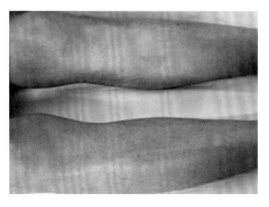

图 17-4　治疗后患者皮肤
皮疹消失,局部皮肤仅遗留少量色素沉着

【分析与体会】

非结核分枝杆菌(NTM)是分枝杆菌属内除结核分枝杆菌和麻风分枝杆菌以外的其他分枝杆菌,广泛存在于自然环境的水、土壤和空气粉尘中,部分种可感染人体。主要侵犯肺、淋巴结、骨骼、关节、皮肤和软组织等组织器官,可引起全身播散性非结核分枝杆菌病[1]。NTM致病过程与结核分枝杆菌类似,在细菌入侵后激活机体的多种免疫反应,导致相应的组织损坏和临床症状。NTM淋巴结病的病理所见,早期为淋巴细胞、类上皮细胞、朗汉斯巨细胞为主的肉芽肿,累及的淋巴结粘连成串、肿大、质韧,可形成纤维化、钙化,也可迅速干酪样坏死及软化、破溃形成慢性窦道[2]。其临床及病理表现与结核往往难以鉴别。此例患者发病早期进行淋巴结活检时也认为是"淋巴结结核",但按结核规范抗结核治疗13个月,效果不佳,此时应该对结核的诊断提出质疑。在感染性疾病的诊断中,始终只有分离出病原体,才是诊断的金标准。此例若能在早期淋巴结活检时同时就进行结核菌和快速生长分枝杆菌培养,或许会更早明确诊断。

在本例患者的最终确诊中,组织培养起到了关键作用。初期依据病理学结果按照结核治疗效果欠佳,后肿块又分离到马尔尼菲青霉菌,进行了7个月的抗真菌治疗。在治疗过程中,虽然通过PCR检出非结核分枝杆菌,但未能定种。因而,根据该结果经验性选取抗菌药物治疗效果并不理想。这是由于不同非结核分枝杆菌对各种抗菌药物的敏感性不同,治疗方案也应不同,实验室应该将细菌鉴定到种,这对临床选用抗菌药物至关重要。

本院在进行腋窝活检组织培养时重点关注非结核分枝杆菌及真菌。临床在送标本前与微生物室进行了充分交流,认真采纳和实施了对标本收集和处理的建议。取得组织块后,立即置于含有无菌生理盐水的无菌管中,并立即送检。微生物室在收到标本后,及时做了分枝杆菌与真菌培养。最终真菌培养阴性,1周后L-J培养基生长出非结核分枝杆菌,经鉴定为龟分枝杆菌脓肿亚种,为抗菌药物选择提供了明确的依据,并取得了显著疗效。这得益于临床与微生物室的紧密合作。参照相关指南,龟分枝杆菌等快速生长分枝杆菌感染治疗疗程推荐3~6个月,此患者治疗6个月后停药并复发,推测可能与患者感染广泛,同时累及皮肤、软组织及淋巴结有关[3]。可见,对于多部位感染,有播散趋势的非结核分枝杆菌感染,需要延长疗程。

【箴言】

面对临床表现和诊治经过都极其复杂、多变的长病程发热,在不能排除感染性疾病情况下,有局部病灶的病例,必须进行组织活检及培养。在未能确诊或治疗效果不佳时,多次重复检查是十分必要的。在组织培养留取及送检的过程中,微生物室与临床充分有效的沟通,是得出正确结果的重要保障。

参考文献

[1] 中华医学会结核病学分会,《中华结核和呼吸杂志》编辑委员会. 非结核分枝杆菌病诊断与治疗专家共识. 中华结核和呼吸杂志,2012,35(8):572-580.

[2] Cassidy PM, Hedberg K, Saulson A, et al. Nontuberculous mycobacterial disease prevalence and risk factors: a changing epidemiology. Clin Infect Dis, 2009, 49(12):e124-129.

［3］Wu TS, Leu HS, Chiu CH, et al. Clinical manifestations, antibiotic susceptibility and molecular analysis of Mycobacterium kansasii isolates from a university hospital in Taiwan. J Antimicrob Chemother, 2009, 64（3）: 511-514.

（邹明祥　周蓉蓉，邮箱：zoumingxiang@126.com）

18. 抽丝剥茧，终现真凶：淋病奈瑟菌现形记

【案例经过】

　　患者为已婚中年女性，因阴道流液 2 天就诊。患者自诉最近感觉白带多，色黄且黏稠，无明显异味。妇科查体：外阴充血；阴道通畅，壁充血，可见大量黄色脓性分泌物；宫颈充血、水肿，触之易出血。检查结果如下：清洁度：Ⅳ度，未见滴虫、念珠菌及线索细胞。诊断：①外阴炎，②阴道炎，③宫颈炎。为明确病原体，送检宫颈分泌物涂片及培养。微生物室收到标本后接种于哥伦比亚血琼脂平板及无抑制剂巧克力琼脂平板，于 35℃，5% CO_2 环境培养。并同时制备薄涂片，干燥固定后革兰染色镜检（图 18-1）：低倍下见大量白细胞，油镜下于白细胞胞内及胞外查见革兰阴性双球菌，呈肾形排列，疑为淋病奈瑟菌。随将涂片结果电告接诊医生，却遭质疑：据了解患者平素老实本分，家庭和睦，性伴侣固定，夫妻双方无不洁性接触史，无明显感染途径，诊断暂不成立。

　　细菌培养 24 小时后，哥伦比亚血平板和无抑制剂巧克力平板原始区仅微弱生长，刮取原始区菌苔涂片染色镜检，形态为革兰阴性肾形双球菌（图 18-2）。延长培养至 48 小时长出灰色、半透明、光滑、水滴样菌落（图 18-3）。鉴定：氧化酶阳性，超级触酶（superoxol）阳性，发酵葡萄糖，不发酵麦芽糖、蔗糖、乳糖及果糖，硝酸盐还原试验阴性，DNA 酶阴性，最终确定为淋病奈瑟菌。结果确认后，再次与主管医生进行了沟通。在医生再三追问和证据面前，患者丈夫终于道出真相：大约一周前，其曾有过不洁性行为，几天后就出现了尿急、尿痛等感染症状，自购清热解毒的中药泡水喝，未见好转。找到问题的症结后，俩人均表示愿意积极配合检查和治疗。经检查，其丈夫尿道口红肿，有大量脓性分泌物，培养结果证实为淋病奈瑟菌（图 18-4）。确诊后，夫妻双方共同接受治疗直至症状消失，复查相关检查均为阴性。

【形态学检验图谱】

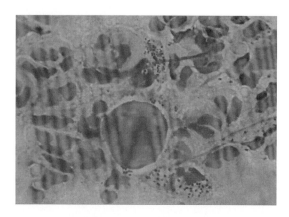

图 18-1 女性患者宫颈分泌物涂片革兰染色(×1000)
于脓细胞胞质内发现大量 G⁻ 双球菌

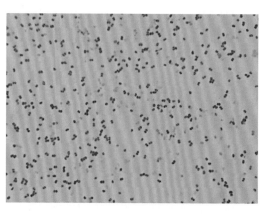

图 18-2 24 小时纯菌落涂片革兰染色(×1000)
见革兰阴性双球菌,呈肾形排列

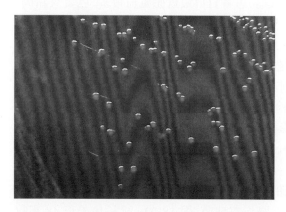

图 18-3 哥伦比亚血琼脂 CO_2 环境培养 48 小时
菌落形态
灰色,半透明,光滑,湿润

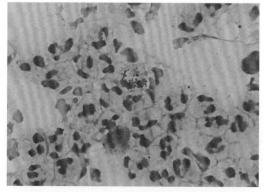

图 18-4 男性患者尿道分泌物涂片革兰染色
(×1000)
可见大量脓细胞,胞内可见革兰阴性双球菌

【分析与体会】

淋病奈瑟菌是引起生殖道感染的常见菌,主要通过性接触传播,女性感染者可导致尿道炎、外阴炎、阴道炎、宫颈炎;男性感染者可导致尿道炎、前列腺炎等泌尿生殖系统感染。需要注意的是,由于该菌属于性传播疾病(性病)的病原体,错误鉴定将带来家庭问题和社会问题,因此对分离到的革兰阴性且氧化酶阳性的双球菌必须鉴定到种级水平。培养法是 WHO 推荐的筛查和诊断淋病患者的主要实验室方法,也是诊断淋病的金标准,涂片仅作为初步筛选。对于涂片阳性或涂片阴性但高度怀疑感染的患者应以培养确诊。

本例患者因其配偶有不洁性接触史而致其感染,虽初步涂片疑似诊断,但因其配偶故意隐瞒了不洁性接触史,阻碍了疾病的诊断方向,导致医生对检验结果不信任,这就需要我们做好对临床的解释工作。

制备涂片时,应尽量轻柔,避免细胞破碎变形而影响镜检;片的厚薄应均匀,否则可能会导致细菌难以脱色或脱色过度而造成误判。直接涂片镜检报告也要慎重,须小心解释,应多留意脓细胞胞质内是否有革兰阴性双球菌。另外,淋病奈瑟菌感染急性期多在细胞内发现,而慢性期则以细胞外多见[2],报告时需注明胞内或胞外。

由于淋病奈瑟菌十分脆弱,不耐干燥和低温,离体后极易死亡,因此采样后应立即送检并处理。另外,由于该菌生长较慢,为避免漏诊,阴性报告需72小时后方可发出。再有,该菌对培养基营养要求高,用于分离淋病奈瑟菌的培养基需要质控合格后才能使用。

【箴言】

建立良好的协作关系是实现多方共赢的桥梁,形态学检验就是架起这座桥梁的基石!

参考文献

[1] Murray PR.Manual of clinical microbiology.9th ed.Washington DC:ASM Press,2007.

[2] 贾辅忠,李兰娟.感染病学.南京:江苏科学技术出版社,2010.

[3] Garrity GM.Bergey's Manual of Systematic Bacteriology.2nd ed.New York:Springer,2005.

（向丽丽,邮箱:458753524@qq.com）

19. 培养和直接涂片镜检缺一不可：脑膜炎奈瑟菌所致之败血症脑膜炎

【案例经过】

患者,男童,9岁,因发热、头痛7天,伴皮肤瘀斑及喷射性呕吐2天入院。患儿7天前无明显诱因下出现高热伴头痛,体温最高达40.6℃,予以抗感染治疗(用药不详)后,发热及其他症状加重,间断高热,伴剧烈头痛,喷射性呕吐,全身瘀点、瘀斑。当地医院治疗效果欠佳,转诊至我院,拟诊"中枢神经系统感染,流行性脑脊髓膜炎",收入感染病科。体查:T 39.1℃,HR 117次/分,R 22次/分,BP 96/60mmHg,神志清楚,急性重病容。全身皮肤可见散在瘀点、瘀斑(图19-1,图19-2),无破溃及融合。颈抵抗强阳性,克氏征、布氏征阳性,病理征未引出。余无明显异常发现。血常规:WBC 37.9×10⁹/L,中性粒细胞分类95.7%,Hb 106g/L,PCT 37.1ng/ml,CRP 209.0mg/L。脑脊液常规:细胞总数 3680.0×10⁶/L,WBC 3600.0×10⁶/L,多个核细胞98%。脑脊液生化:葡萄糖 0.2mmol/L,乳酸脱氢酶 271.7U/L,氯 115.1mmol/L,蛋白1.4g/L。脑脊液直接涂片革兰染色见少量革兰阴性双球菌(图19-3),抗酸及墨汁染色均阴性,瘀斑刺破物革兰染色未见细菌。相关检查提示心、肝、肾功能正常,头部影像学检查未见明显异常。予以完善血培养及脑脊液培养。按体重予以足量头孢他啶抗感染,配合脱水降低颅内压,维持内环境及水电解质平衡等积极治疗。上述治疗后患者病情渐好转,体温下降,头痛及其他症状好转,复查脑脊液常规及生化较前明显好转。入院后第4天,血及脑脊液培养(图19-4~图19-6)同时回报:脑膜炎奈瑟菌,对青霉素及其他β-内酰胺类、磺胺类、氯霉素及喹诺酮类均敏感,遂改为大剂量青霉素维持治疗,总疗程 17 天后痊愈出院,无后遗症表现。

【形态学检验图谱】

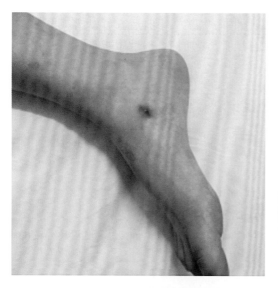

图 19-1　皮肤的瘀点、瘀斑 1

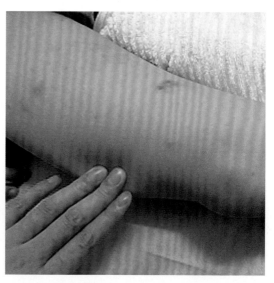

图 19-2　皮肤的瘀点、瘀斑 2

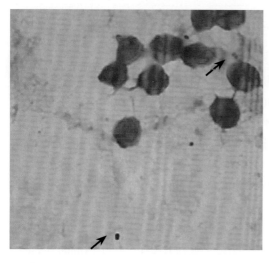

图 19-3　脑脊液离心沉渣直接涂片革兰染色（×1000）

可见少量革兰阴性双球菌（箭头所示）

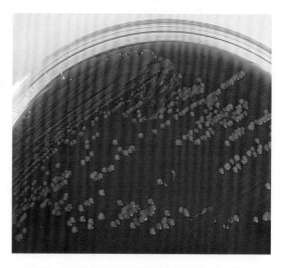

图 19-4　脑脊液标本接种于血琼脂培养基,5% CO_2 培养 48 小时所见之菌落形态

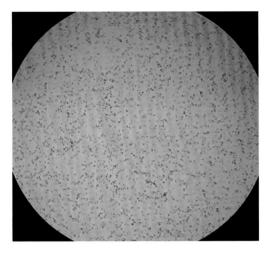

图 19-5　菌落涂片革兰染色 1(×400)

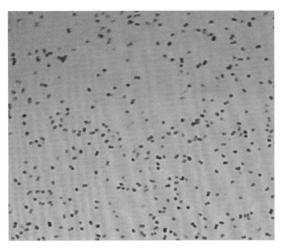

图 19-6　菌落涂片革兰染色 2(×1000)

与图 19-5 均可见典型的革兰阴性双球菌

【分析与体会】

流行性脑脊髓膜炎简称流脑,是由脑膜炎奈瑟菌感染引起的急性化脓性脑膜炎,其主要临床表现为急起的高热、剧烈头痛、频繁呕吐、皮肤黏膜瘀点、瘀斑及脑膜刺激征,常可危及生命。本病好发人群为儿童。虽然随着疫苗的接种,本病的发病率已经大大降低,但仍有散发病例[1]。

本例患儿从发病到就诊于本院,有典型的临床表现,包括高热、头痛、呕吐,皮肤瘀点、瘀斑,脑膜刺激征强阳性。结合血常规及脑脊液常规、生化检查,临床医生实际已经做出了流脑的临床诊断。但患者在外院进行过脑脊液细菌学检查,并未能发现病原体,从而未能诊断为流脑,转诊至我院。在开始抗生素治疗前,临床医生留取了血液及脑脊液标本进行培养,同时送了瘀斑分泌物及脑脊液直接涂片染色检查,并告知微生物室患者目前考虑的诊断。收到标本后,微生物室在脑脊液直接涂片镜检时发现了少量革兰阴性双球菌,并在第一时间将结果反馈给临床医生,后续的培养证实是脑膜炎奈瑟菌。本例患儿在外院诊治过程中,虽也进行过细菌学检查,但未能找到病原体,可能与不同实验室检验技术水平和经验相关,也可能是微生物室与临床沟通不畅相关。

对于细菌感染,培养的意义不仅限于诊断,更重要的是,进一步的药敏试验可以为临床针对性抗感染治疗提供帮助。根据现有的流行病学资料,脑膜炎奈瑟菌对磺胺类药物的耐药比较严重,青霉素 MIC 也有所升高[2]。通过药敏试验,证实患者所感染的这一株菌对青霉素及其他 β- 内酰胺类、磺胺类、氯霉素及喹诺酮类均敏感。大剂量青霉素治疗是恰当的。不过,患者最开始入院时选择的头孢他啶也是有效的。假如没有药敏结果对青霉素的选用就会非常谨慎。鉴于当前严峻的细菌耐药形势,药敏结果对于药物选择作用是非常重要的。

【箴言】

直接涂片镜检在快速诊断中体现了非常重要的价值,培养在确诊和后续治疗中也功不可没。在临床实践中,第一时间采集标本送检细菌培养和直接涂片镜检意义重大。临床与微生物室的及时、有效的沟通也至关重要。

参考文献

［1］朱昆蓉.流行性脑脊髓膜炎病原学诊断进展.现代预防医学,2007,34(21):4058-4059.

［2］Castelblanco RL,Lee M,Hasbun R. Epidemiology of bacterial meningitis in the USA from 1997 to 2010:a population-based observational study. Lancet Infect Dis,2014,14(9):813-819.

（邹明祥　周蓉蓉,邮箱:zoumingxiang@126.com）

20. 淋菌性肾盂肾炎:规范送检是关键

【案例经过】

患者,女性,58 岁,因卵巢癌放化疗后 3 个月余出现腹部胀痛入院治疗。入院后血常规、肝肾功、凝血功能、肿瘤标志物等各项检查无异常,CT 显示子宫、附件等结构与上一次出院前无明显变化,但肾盂肾盏、输尿管扩张,左侧输尿管近膀胱处有小囊性改变。妇科检查发现患者阴道流液,液体呈脓样,但无恶臭。尿常规 WBC 1019 个 /μl,RBC 766 个 /μl,提示尿路感染。采集新鲜尿液及时送尿培养,回报结果为淋病奈瑟菌(图 20-1,图 20-2)。确诊为卵巢癌放化疗后淋菌性肾盂肾炎。给予头孢呋辛抗感染治疗。同时采用抗肿瘤、提高免疫力药物对症治疗。患者于入院治疗 2 周后,症状缓解出院。出院时,复查尿常规正常,阴道流液情况缓解。

【形态学检验图谱】

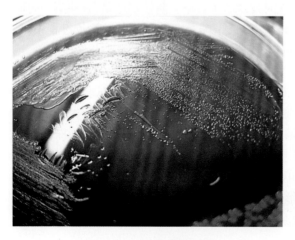

图 20-1　尿培养菌落形态
菌落为典型的水滴样,有银灰色光泽

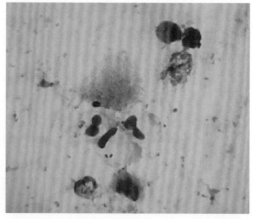

图 20-2　尿液离心沉渣直接涂片革兰染色(×1000)
镜下脓细胞内可发现典型肾形相对的 G⁻ 双球菌

【分析与体会】

肾盂肾炎通常是由大肠埃希菌等肠杆菌科细菌导致,偶尔也由金黄色葡萄球菌、肠球菌等细菌导致。淋病奈瑟菌通常只导致尿道炎和膀胱炎,上行导致肾盂肾盏感染者少见。本病例中,患者为一例卵巢癌患者,由于放化疗降低机体免疫力,加之淋病奈瑟菌为传染性性病常见病原体之一,致病力强,如果夫妻另一方携带该菌,通过性行为就可能传播给患者,那么这类免疫低下的患者其疾病进展和严重程度往往比普通人更快更重。

大家都知道,淋病奈瑟菌属于苛养菌,不耐受寒冷和干燥,对分离条件要求苛刻,虽然有一定的导致尿路感染的比例,但实际工作中极难从尿液中分离到该菌。在这例病例中,尿液样本采集后及时正确的送检为分离该菌提供了必备条件,保温(不得冷冻),30分钟内送达是保证分离率的重要条件。另外,沉渣涂片可以提醒我们有目的地选择正确的分离方法,高品质的培养基对于减少该类细菌的漏诊同样意义重大。

【箴言】

尿培养是存在分离到淋病奈瑟菌的可能的,因而对于无法确定病原体大致种类的人群——尤其是来自皮肤性病专科以及妇产科患者的尿液不能低温保存,必须在采集后及时送检。

(卢先雷,邮箱:LXLLHLHY2@hotmail.com)

21. 星形诺卡菌肺炎

【案例经过】

患者,男,66岁,因咳嗽、咳痰,气促1个月入院治疗。查体:满月脸,全身皮肤脱屑,听诊双肺呼吸音粗,闻及湿啰音。胸部CT显示双肺广泛弥漫性结节状病变,有空洞形成,怀疑肺脓肿。血常规WBC 27.7×10⁹/L,中性粒细胞分类95.7%,CRP 230.0mg/L,乙肝标志物大三阳,高钾血症,代谢性碱中毒。经过会诊拟诊肺脓肿,采用磺苄西林联合奥硝唑治疗。次日患者症状无改善,咳吐铁锈色黄脓痰。改为莫西沙星联合美罗培南抗感染。并给予支气管扩张药、祛痰药以及减轻气道应激性药物对症处理,并采集痰标本送检痰培养(图21-1~图21-8),经涂片改良抗酸染色发现诺卡菌,建议采用复方磺胺治疗,由于无药敏结果,临床未采纳微生物室意见。该方案治疗8天后患者症状有所减轻,为避免药疹以及肝损害,停用美罗培南,改为头孢曲松与莫西沙星联合抗感染。头孢曲松与莫西沙星联合抗感染7天后,复查患者血常规、CRP、PCT等感染标志物,测定值均出现上升,提示抗感染欠佳。此时微生物室痰培养报告返回,培养结果为星形诺卡菌,环丙沙星中介提示喹诺酮类疗效不佳,另外,米诺环素、阿米卡星、头孢曲松、复方磺胺等均敏感,根据药敏结果改为依替米星、头孢曲松与米诺环素三联抗感染,并输注人血白蛋白提高免疫力。次日患者出现发热、心累、气促等情况,家属认为医院治疗无效,应其要求转院治疗。

【形态学检验图谱】

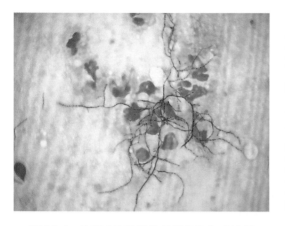

图 21-1　痰标本直接涂片革兰染色(×1000)

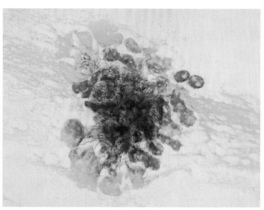

图 21-2　部分抗酸染色(×1000)

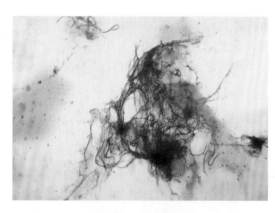

图 21-3　菌落涂片部分抗酸染色(×1000)

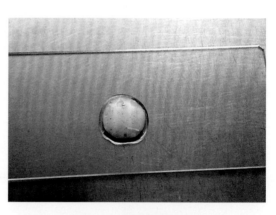

图 21-4　触酶试验(阳性)

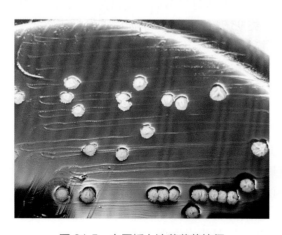

图 21-5　血平板上该菌菌落特征

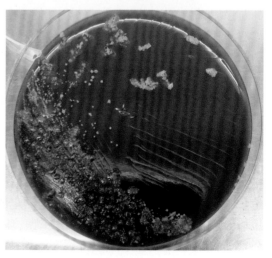

图 21-6　巧克力培养基上菌落特征,通常比血平板菌落略小

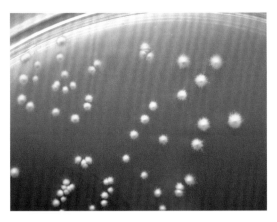

图 21-7　营养琼脂平板上的菌落特征

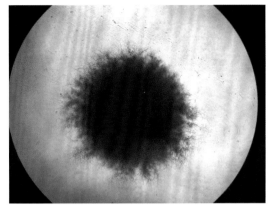

图 21-8　菌落在 50× 镜下观察时的气生菌丝形态

【分析与体会】

　　诺卡菌是需氧放线菌中最为常见的条件致病菌,常常导致免疫力低下人群的感染。其感染途径主要有两种:其一是通过附着有细菌的粉尘经呼吸道感染;另一种是含有细菌的泥土异物通过外伤刺入人体形成皮下化脓性感染灶。无论是肺部感染灶还是皮下感染灶在后期都容易入血,形成播散性诺卡菌病。其中脑和肾是最容易受累的脏器。颅脑脓肿是导致患者死亡的主要原因。

　　诺卡菌肺炎是诺卡菌病中最常见的感染类型。其放射影像特征呈小叶或大叶肺炎改变,病程通常较长,疾病进展也比较缓慢,类似结核,呈结节状,多数有空洞形成。也有急性坏死性肺炎表现,呈散在浸润,有些类似粟粒性结核的表现。当波及胸膜、胸壁时,可发生穿孔,有瘘道形成,与普通放线菌病表现相同。

　　最有诊断价值的是痰标本的部分抗酸染色,典型的肺诺卡菌病患者的痰液呈现脓性,有时候能见到黄色颗粒物("硫黄"颗粒),直接涂片染色可见具有部分抗酸性的红色放射状菌丝,菌丝呈 90° 分叉,呈网状排列,往往被大量脓细胞团块包裹,形成典型的结节状结构。革兰染色为 G+ 杆菌,放射状、网状排列,包裹现象明显。所有诺卡菌的触酶阳性,区别于厌氧放线菌。菌落生长缓慢,典型菌落形态往往需要 3~5 天才能形成。为白色、黄色、棕色、褐色的坚硬菌落,菌落周围陷入琼脂中,难以使用接种环刮起,这也是该属细菌的典型特征。另外,部分菌种(如星形诺卡菌)经过 5~7 天培养后能形成气生菌丝,通过放大镜或显微镜 5×10 的物镜 - 目镜组合即可观察到。

　　该类微生物的属内种间鉴别需要采用糖类同化试验、尿酶试验、七叶苷试验以及酪蛋白水解、黄嘌呤水解等试验,但比较耗时。药敏试验培养基以及操作流程与肠杆菌科细菌类似,详细情况参考 CLSI 文件 M24-A。有相应的解释标准。

　　治疗方法,主要是采用复方磺胺,另外氨基糖苷类抗生素也是疗效确切的抗生素,其他抗生素如米诺环素 MIC 也较低,可以根据情况选用。β 内酰胺类抗生素例如阿莫西林 / 克拉维酸、头孢曲松、头孢噻肟、头孢吡肟、亚胺培南通常敏感,但也有耐药菌株存在,且临床疗效并不确切,有较高失败风险。喹诺酮类有较高耐药性,不推荐采用。

【箴言】

正所谓"寸有所长,尺有所短",对诺卡菌的诊断,微生物室是最有话语权的,只要找到具有部分抗酸性的放射状菌丝被脓细胞团块所包裹,就能快速确诊该病。

参考文献

[1] 王端礼,李若瑜,王爱平.医学真菌学——实验室检验指南.北京:人民卫生出版社,2005.

[2] 陈东科,孙长贵.实用临床微生物检验与图谱.北京:人民卫生出版社,2011.

[3] Murray PR. Manual of clinical microbiology. 9th ed. Washington DC:American Society for Microbiology,2007.

[4] CLSI:Susceptibility Testing of Mycobacteria,Nocardiae,and Other Aerobic Actinomycetes;Approved Standard [S].2003,23(18):M24-A.

（卢先雷,邮箱:LXLLHLHY2@hotmail.com）

22. 屋漏偏逢连夜雨

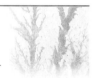

【案例经过】

患者,男,72岁,因心悸10年入院。入院后查体:患者神志清,精神软,皮肤巩膜无黄染,浅表淋巴结未及肿大,两肺呼吸音清,未及干湿啰音,心率102次/分,律绝对不齐,杂音未闻及,腹软,无压痛、反跳痛及肌抵抗,未及包块,肝脾肋下未及,移动性浊音阴性。双下肢无水肿。胸部CT平扫提示"双肺多发结节,建议随诊;肝内钙化灶"。心电图提示:①房颤,②下侧壁T波改变(低平)。腹部B超示:肝胆胰脾双肾未见明显异常。入院后予"美托洛尔"控制心室率等对症支持治疗。考虑此次因华法林过量来诊,暂停华法林使用,检测INR变化。转科理由:患者"华法林"过量,复查PT/Fg;国际标准比率:2.00,予华法林,监测INR。予"华法林2.25mg qd po"抗凝,同时"美托洛尔"控制心室率及"多潘立酮片"、"泮托拉唑针"护胃等对症治疗。

患者入院10天后,右下肢近足背处出现一肿块伴红肿压痛,发热达38.5℃,经查B超示:右足背皮下见1.4cm×0.7cm不规则液性暗区,内见细密光点及强回声沉积。结论:右足背皮下包块(炎性可能)。复查血常规:白细胞计数7.8×10⁹/L,中性粒细胞分类64.8%,红细胞计数2.5×10¹²/L,血红蛋白79g/L,血小板计数214×10⁹/L,经查体后考虑"蜂窝织炎",予"头孢丙烯片0.5g bid"联合"甲硝唑片0.2g tid"口服抗感染并请外科会诊。外科会诊后暂无特殊处理。患者仍诉右下肢疼痛肿块,最高体温38.7℃,未诉其他明显不适,查体基本同前。于是停"头孢丙烯片",予"哌拉西林/他唑巴坦针4.5g q8h"静滴联合"甲硝唑片0.2g tid"口服抗感染,药物调整3天后仍无好转,患者右下肢肿块疼痛明显伴发热,再次联系外科骨科会诊,并行肿块切开引流术,引流物送细菌学检查,并复查血常规、凝血功能、血生化等。实验室各项结果见表22-1。

表 22-1　各项检查结果

标本类型	项目	结果	参考值	备注
全血	白细胞计数	8.8×10^9/L	$3.5 \sim 9.5 \times 10^9$/L	
	中性粒细胞分类	79.9%	40%~75%	
	血培养	阴性	阴性	同时双侧双瓶
血清	血糖	7.5mmol/L	3.89~6.11mmol/L	
	C- 反应蛋白	15.5mg/L	0~8mg/L	
	真菌 G 试验	<10pg/ml	<10pg/ml	
痰液	常规培养	未找到细菌	阴性	
尿液	尿糖	+	阴性	
粪便	常规检查	未见异常	阴性	

引流物经 24 小时培养后有细小菌落出现,48 小时后菌落呈白黄色,表面干燥,边缘陷入培养基内,接种环不易刮取,72 小时后菌落形态更典型(图 22-1)。涂片染色:镜检为革兰阳性分枝菌丝,后期镜检为革兰阳性球或杆状(图 22-2)。细菌涂片抗酸染色为阴性,使用改良抗酸染色(脱色剂为 1% 硫酸水溶液)为弱阳性。主要生化反应:半乳糖(+),鼠李糖(–),枸橼酸盐(+),酪氨酸(+),肌醇(+),硝酸盐还原(+),癸二酸(+),尿素酶(+),半乳糖(+),据上述生物学特性鉴定为巴西诺卡菌。根据细菌学检查结果,临床选用头孢地嗪 4.0g/d + 复方磺胺甲噁唑片 0.96g q8h 口服,服用 2 周后体温恢复正常,下肢患处痛感明显缓解。

【形态学检验图谱】

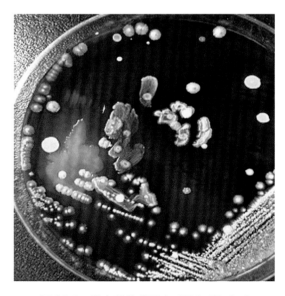

图 22-1　诺卡菌菌落形态,SBA,72 小时

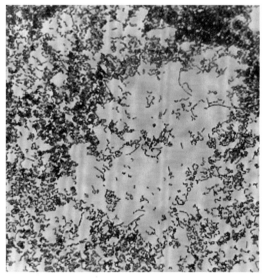

图 22-2　诺卡菌纯培养 5 天革兰染色(×1000)

【分析与体会】

诺卡菌属在自然界中分布广泛,可引起严重的感染,临床比较少见。该菌属常见有星形诺卡菌、巴西诺卡菌、豚鼠耳炎诺卡菌等。由本菌属菌引起的诺卡菌病为外源性感染,临床表现与发病特点仍以化脓性炎症为主要表现,可引起封闭性化脓性或空洞性肺部感染,表皮或皮下脓肿、血液浸入、可侵及脑膜、脑、肾、肝腹膜和其他器官。由此菌引起的足菌肿好发于一些进行性疾病或免疫障碍性疾病患者晚期尤其是库欣综合征、糖尿病等患者。诺卡菌引起感染肺部影像学及临床表现无特异性,这使临床诊断诺卡菌感染比较困难,故此菌属引起感染的诊断和治疗,还需依赖病原学的检测。

本案例中患者长期患有心脏病等基础疾病,并具有高血糖和高尿糖的表现,属于本菌属的易感人群,在早期经验性使用头孢丙烯和甲硝唑治疗,而后改用哌拉西林/他唑巴坦和甲硝唑治疗均无好转的情况下,此时临床医生应该尽早尽可能地对患处行细菌学检查,在明确致病菌后,制定有效治疗方案,从而避免病情被延误。

目前,由于缺乏关于诺卡菌这些属内表型鉴定试验的研究,疑似该菌感染并不困难,但将其鉴定到种则颇困难[1],其实验室诊断还主要依赖于涂片革兰染色和培养。本菌革兰染色阳性或不定,不形成芽孢,无鞭毛,菌体呈多向的分枝丝状,直径 0.5~1.2μm,也可见念珠状菌体,培养早期可见丰富的菌丝体,常有次级分枝,培养后期菌体裂解为球形或杆状。诺卡菌为严格需氧菌,在沙保罗琼脂或普通琼脂培养基上,室温或 35℃均可缓慢生长,在不同培养基和不同培养时间菌落形态差异很大,可出现光滑到颗粒状、不规则、表面皱褶或堆集的菌落[2]。由于诺卡菌生长时间较一般细菌培养时间长(大于 48 小时),因此对高度怀疑诺卡菌感染的标本需要延长培养时间,这点应引起检验科人员注意,以免出现误诊或漏诊。

目前临床治疗诺卡菌属感染的抗菌药物包括磺胺类、氨基糖苷类、部分头孢菌素类、碳青霉烯类和喹诺酮类,可以单用或联用。用磺胺甲噁唑/甲氧苄啶联合亚胺培南、阿米卡星或者环丙沙星是临床上常用的治疗方案,利奈唑胺也有良好疗效[3]。诺卡菌病的疗程较长,不应少于半年,有迁徙性脓肿或免疫功能低下的患者应持续治疗 1 年,以防潜在病变复发。疾病的预后与诊断和治疗是否及时、感染部位、原发病性质、诺卡菌的种属等因素有关,应引起临床的重视。

【徐炜烽主任技师点评】

临床上对于免疫抑制、有肺部基础疾病或常规抗感染治疗效果不佳者,应高度警惕诺卡菌感染的可能。本菌属的检出率亦不高,因此临床对于可疑诺卡菌感染应多次、多部位采集标本进行病原菌培养。诺卡菌生长较为缓慢,实验室应延长培养时间。诺卡菌病致死率较高,因此早期诊断、早期治疗是降低诺卡菌病病死率的关键。磺胺类药物仍为首选药物。

参考文献

[1] Lee E, Oh SH, Kwon JW, et al. A case report of chronic granulomatous disease presenting with aspergillus pneumonia in a 2-month old girl. Korean J Pediatr, 2010, 53 (6): 722-726.

[2] 陈东科, 孙长贵. 实用临床微生物学检验与图谱. 北京: 人民卫生出版社, 2011: 289-289.

[3] 梁贯洲, 孙俐丽. 肺奴卡菌病的诊断与治疗: 附 2 例报告. 实用医药杂志, 2010, 27 (2): 127-128.

(李情操, 邮箱: 582442405@qq.com)

23. 万古霉素叛变了？
——猪红斑丹毒丝菌败血症

【案例经过】

患者，女性，48岁，因畏寒发热，头晕呕吐入院治疗。该患者发病急，病程短，入院前1周出现右手中指远端针刺样疼痛，后中指远端出现红肿，但无僵直，关节也无变形。入院前1天不明原因出现畏寒发热，头晕呕吐，自觉头晕昏沉，走路飘忽，意识不清。无上呼吸道症状，有尿频现象。查体：右手中指远端红肿，左前臂红色风团，双下肢皮肤有红色皮疹，部分皮疹有水疱。神经系统查体：无明显异常，脑膜刺激征阴性。WBC $24.6×10^9$/L，中性粒细胞分类94.4%，CRP 90mg/L。经多科会诊，考虑败血症。2小时内连续采集2套血培养送检（图23-1~图23-4）。之后采用万古霉素联合左氧氟沙星做经验治疗。

次日患者症状突然加重，全身出现红色皮疹，考虑为药物过敏，皮肤科会诊后考虑药疹，停用万古霉素，并采用抗过敏药物治疗。单用左氧氟沙星治疗2天后，患者体温恢复正常，头晕症状明显减轻，皮疹减少；复查血常规WBC $13.2×10^9$/L，中性粒细胞分类90.8%，CRP 46.8mg/L；血培养报告返回：猪红斑丹毒丝菌，青霉素、红霉素、头孢菌素克林霉素、左氧氟沙星敏感，万古霉素、磺胺、氨基糖苷类耐药，说明经验性抗感染治疗有效，继续使用。抗生素治疗4天后患者右手中指远端红肿减轻，头晕、恶心症状消失，除下肢皮肤水疱皮损外，全身皮疹消失。患者于入院治疗2周后痊愈出院。

【形态学检验图谱】

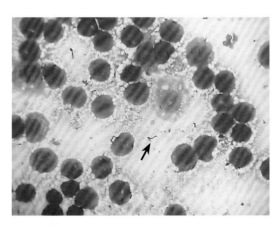

图23-1 血培养阳性培养物直接涂片革兰染色（×1000）

视野中箭头所指即为猪红斑丹毒丝菌，可以看出该菌在血培养中的典型形态为弯曲不规则的 G^+ 杆菌

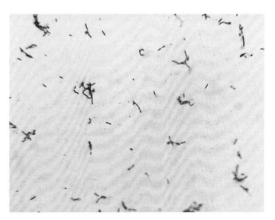

图23-2 在含 16μg/ml 万古霉素液体培养基过夜培养后革兰染色（×1000）

图23-2 为该菌在含 16μg/ml 的万古霉素液体培养基中过夜培养后涂片革兰染色结果

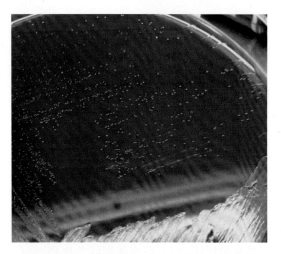

图 23-3　在血平板上培养 48 小时菌落形态

通常致病力较强的猪红斑丹毒丝菌为光滑型小菌落

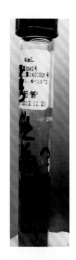

图 23-4　猪红斑丹毒丝菌在克氏双糖铁培养基中的反应

可见到该菌产生的大量硫化氢

【分析与体会】

猪红斑丹毒丝菌为类丹毒的病原体,属于人兽共患、自然疫源性疾病病原体。猪是该菌最常见的感染动物。人感染该菌通常是通过与病猪密切接触或者接触带有细菌的水体而发生感染。感染途径为接触感染,常常通过破损的皮肤侵入人体,随血流而导致全身感染[1]。

在本病例中,患者为当地农户,其家附近有一养猪场。猜测患者是因为接触含有细菌的水体而发生的感染。在患者右手中指有皮损,左前臂以及双下肢均有不同程度的皮疹,说明细菌可能通过患者右手中指皮损处进入血液,再在全身其他部位形成多发性转移性感染灶。

由于该菌对万古霉素天然耐药,临床不能采用万古霉素治疗,这一特点在该病例中得到了充分体现,原来仅仅是在四肢有少量皮疹,但使用万古霉素很快形成全身皮疹,说明万古霉素在这里起到了促进病原体扩散的负面作用。

在该菌的分离鉴定方面,应注意,该菌是一种苛养性细菌,只能在含有血液或血清的培养基上生长,且生长缓慢,为避免漏诊首次分离需要连续培养 72 小时以上。该菌菌落形态有粗糙型和光滑型两种,前者菌株致病力弱,而类丹毒的形成都是后者菌株导致的。鉴定要点为:触酶阴性,在 KIA(需滴加血清)上产生硫化氢,万古霉素耐药。治疗优先采用青霉素或红霉素,需要连续治疗 7~14 天[2]。

【箴言】

细致入微,详细询问是发现少见自然疫源性疾病的不二法门,确诊更离不开微生物室的有力支持。

参考文献

[1] 陈东科,孙长贵.实用临床微生物检验与图谱.北京:人民卫生出版社,2011.

[2] Murray PR. Manual of clinical microbiology. 9th ed. Washington DC:American Society for Microbiology,2007.

（卢先雷,邮箱:LXLLHLHY2@hotmail.com）

24. 巧克力中的波浪线

【案例经过】

患者,男性,56岁,因胸痛、呼吸困难入院。该患者于3年前确诊为左肺肺癌,并行癌肿切除术,术后进行了正规的放化疗及靶向治疗。2年半后癌症复发,辗转在多家三甲医院求医。入住我院后被诊断为肺癌晚期,癌肿广泛转移,呼吸衰竭合并心力衰竭。并由于长期放化疗造成恶病质,肺部有感染灶,入院即表出现脓毒血症症状,WBC 10.8×10^9/L,中性粒细胞分类85.8%,CRP 121mg/L;ALT 3214U/L,AST 4743U/L,提示患者还存在肝损伤。后送检痰培养及血培养,痰培养阴性,血培养分离出胎儿弯曲菌(图24-1~ 图24-4)。按照CLSIM45-A文件进行药敏试验,测得红霉素 MIC=16μg/ml(耐药),环丙沙星 MIC=0.25μg/ml(敏感),四环素 MIC=0.5μg/ml(敏感);阿莫西林/克拉维酸 MIC=0.5μg/ml,头孢曲松与头孢噻肟MIC=0.007μg/ml,无解释标准。临床采用美洛西林/舒巴坦抗感染,并对症治疗。该患者于入院第4天死于多器官衰竭,感染性休克,代谢性酸中毒。

【形态学检验图谱】

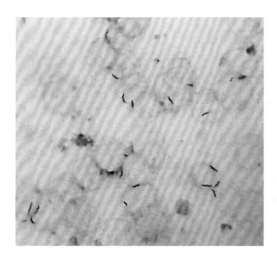

图24-1 血培养液直接涂片革兰染色(×1000)
可见到典型的波浪线样菌体

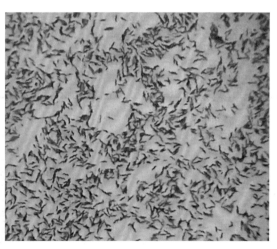

图24-2 固体培养基菌落涂片革兰染色(×1000)
可见到典型的波浪线样菌体

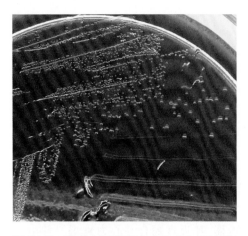

图 24-3　巧克力培养基上 5% CO_2 环境连续培养 3 天的菌落形态

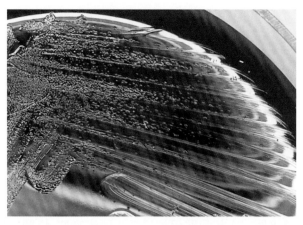

图 24-4　血平板上 5% CO_2 环境连续培养 3 天的菌落形态

【分析与体会】

　　胎儿弯曲菌临床罕见,主要导致肠外感染,引起免疫力低下人群的败血症、脑膜炎,并可导致胎儿宫内感染[1]。该菌是弯曲菌属细菌中最容易培养者,不需要微需氧环境,普通 CO_2 环境、巧克力培养基生长良好,由于形态特征为特殊的波浪线形态,比较典型,因而容易辨认。生化特征主要为:氧化酶与触酶阳性,硝酸盐还原试验阳性,H_2S、马尿酸水解与尿酶阴性,不分解任何糖类[2]。根据我们的测试,该菌对大环内酯类、磺胺类、氯霉素以及青霉素具有耐药性,但对喹诺酮类、四环素类敏感性高。而且氨基青霉素、三代头孢菌素等针对 G^- 杆菌的 β 内酰胺类抗生素 MIC 值均较低,可以作为经验性治疗之用。

【箴言】

　　只要能分离出来,鉴定不会太困难,只是药敏试验比较费劲。

参考文献

[1] 陈东科,孙长贵. 实用临床微生物检验与图谱. 北京:人民卫生出版社,2011.

[2] Murray PR. Manual of clinical microbiology. 9th ed. Washington DC:American Society for Microbiology,2007.

（卢先雷,邮箱:LXLLHLHY2@hotmail.com）

25. 小小涂片显神通——小儿空肠弯曲菌肠炎

【案例经过】

　　患者为小儿,3 岁 9 个月,因发热 2 天,腹泻 1 天,入院治疗。入院时,患儿情况是间断发热,腹泻次数 4~5 次 / 天,排黄色黏液水样便。体温 38.5℃,听诊无异常、查体无异常,无脱水表现。经过问诊,患儿是入院前一天因服食牛奶后开始腹泻的,猜测是因为牛奶被细菌污染导致的感染性腹泻。血常规 WBC 16.95×10^9/L,中性粒细胞分类 73.2%,粪便常规 WBC 10~15/HP,RBC 15~20/HP,符合感染性腹泻特点,因此初步诊断为细菌性腹泻。送检血培养、粪便培养。阿莫西林 / 克拉维酸经验性治疗,并针对患者症状进行对症治疗。细菌培养返回结果,粪便培养为空肠弯曲菌(图 25-1~ 图 25-6),由于该菌属于微需氧菌,限于实验室条件,药敏试验无法进行,血培养阴性。临床换用头孢他啶抗感染治疗,由于患者症状加重,患儿父母打算转院,最后签字出院。

【形态学检验图谱】

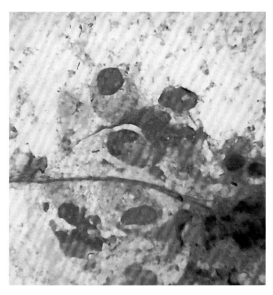

图 25-1　粪便涂片空肠弯曲菌形态要点 1
波浪线形弯曲之细小杆菌即是空肠弯曲菌,存在胞内吞噬现象(×1000)

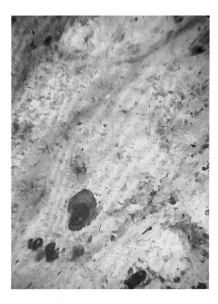

图 25-2　粪便涂片空肠弯曲菌形态要点 2
波浪线形弯曲之细小杆菌即是空肠弯曲菌(×1000)

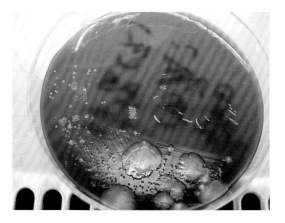

图 25-3　血平板上 35℃ 5%CO$_2$ 环境培养 5 天的菌落形态

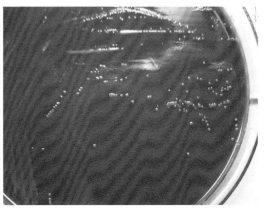

图 25-4　巧克力培养基上 35℃ 5%CO$_2$ 环境培养 5 天的菌落形态

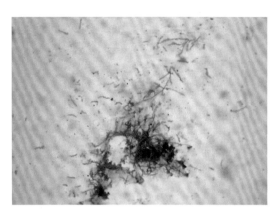

图 25-5　血琼脂上菌落涂片革兰染色

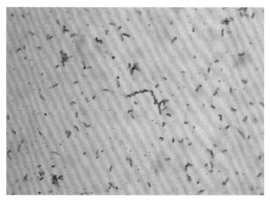

图 25-6　巧克力培养基上菌落涂片革兰染色

【分析与体会】

空肠弯曲菌是弯曲菌属中最常见的导致腹泻的菌种,感染途径主要是通过被细菌污染的家禽肉类、牛羊奶制品而发生感染。在欧美国家,其社区发生频率远远高于沙门菌和志贺菌。由于该类微生物属于微需氧菌,限于国内大多数微生物室硬件条件的不足,分离率非常低,粪便涂片几乎是发现该菌的唯一可行办法——细小的波浪线形弯曲菌体是该菌的标志性特征[1]。由于该类微生物对抗生素的敏感性特征不同于其他 G⁻ 杆菌,通常针对沙门菌和志贺菌有效的抗生素——半合成青霉素类和三代头孢菌素,往往无效,治疗主要采用大环内酯类、喹诺酮类、氨基糖苷类、呋喃唑酮与四环素。在儿童患者中,红霉素或阿奇霉素几乎是唯一的选择[2]。因而,及时发现该菌的存在,对于修改常规治疗策略具有重要意义。

【箴言】

不要忽视粪便的涂片,接种前随手挑取一些黏液成分直接涂片,可保证这类病原体不会漏检。

参考文献

[1] 陈东科,孙长贵.实用临床微生物检验与图谱.北京:人民卫生出版社.2011.
[2] Murray PR. Manual of clinical microbiology. 9th ed. Washington DC: American Society for Microbiology, 2007.

（卢先雷,邮箱:LXLLHLHY2@hotmail.com）

26. 合适的才是最好的

【案例经过】

患者,男性,75 岁,以咳嗽、咳痰、胸闷、发热入院。该患者发病急,病程短,发病仅 2 周,症状进展迅速。查体发现左肺呼吸音低,双肺散在湿啰音。CRP 272.4mg/L,PCT 10.23ng/L。胸腹 CT 显示左侧胸膜增厚,胸腔大量积液,部分包裹性改变,致左肺不张。患者于入院第 2 天行胸腔闭式引流术,抽出约 400ml 脓性胸水。胸水常规白细胞总数高达 65.3×10⁹/L,分类以中性粒细胞为主。血结核抗体阴性,痰及胸水抗酸杆菌涂片阴性,免疫全套阴性,肿瘤标志物阴性,胸水脱落细胞学检查未见癌细胞。因此临床拟诊为脓胸,采用哌拉西林/他唑巴坦经验性治疗。抗感染 3 天后,由于患者症状无改善,经多科会诊,怀疑 MRSA 或其他高耐药菌株感染,改为美罗培南与万古霉素联合抗感染,并输注人血白蛋白提高患者基础体质。

由于胸水生化 LDH 高达 6248U/L,提示存在厌氧菌感染的可能,遂增加奥硝唑抗感染。连续治疗 10 天后,尽管患者情况改善较多,CRP 与 PCT 等炎症指标持续下降,但复查 CT 仍有较多胸水产生,再次行胸腔闭式引流术,采集胸水做胸水一般细菌涂片及胸水培养。由于胸水生化 LDH 升至 7657U/L,提示抗感染效果不理想,因此停用美罗培南与万古霉素,更换莫西沙星抗感染。胸水送检的第 2 天经微生物室涂片诊断为放线菌(图 26-1),并接受微生物室建议,采用青霉素联合奥硝唑治疗。更换青霉素 3 天后患者症状明显减轻,CPR 降为 75.4mg/L,PCT 0.23ng/L,咳嗽咳痰减轻,体温恢复正常,患者精神好转,食欲增强,睡眠好。复查胸部 CT,积液减少,肺不张改善,左肺感染灶缩小。采用青霉素治疗 1 周后病愈出院。

【形态学检验图谱】

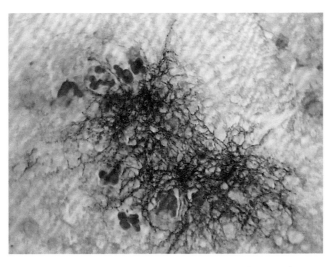

图 26-1 肺放线菌病胸水涂片革兰染色(×1000)
从图上可以明显看出,大量呈放射状分枝排列的 G⁺ 杆菌被脓细胞所包裹

【分析与体会】

放线菌属细菌多数为专性厌氧,引起人类放线菌病,其感染常见与肺、脑、胸膜、腹膜、皮下软组织,以及口腔周围。常常形成脓肿、肉芽肿,并合并瘘道形成。该类病原体导致的感

染特点是起病急,进展迅速,症状重。该菌虽然属于厌氧菌,但厌氧培养却生长缓慢易漏诊,且系统鉴定周期长,诊断困难,给临床带来较大困扰。但该菌形态特殊,在技术良好的革兰染色下,通过有经验的微生物检验人员可以快速发现并诊断。

在治疗策略上,该菌对青霉素敏感性高,为首选抗生素。林可霉素、四环素、氯霉素、链霉素、磺胺类、利福平等也有一定疗效,但不如青霉素。该菌对万古霉素耐药,对甲硝唑不同菌株具有不同抗性。尽管美罗培南抗菌谱中包括部分放线菌,但对于该菌的治疗,美罗培南疗效却始终欠缺。从该病例可以看出,其治疗 10 天的效果不如青霉素 3 天产生的效果。这应了一句中医的老话,"用药恰当大黄可救人性命,用药不当,人参也可要人性命"。

【箴言】

细菌不像人类那么势利,药物也不一定是贵的就是好的。尊重病原学,尊重科学,合理使用抗生素才能真正为患者服务。

参考文献

[1] 陈东科,孙长贵.实用临床微生物检验与图谱.北京:人民卫生出版社,2011.
[2] Murray PR. Manual of clinical microbiology. 9th ed. Washington DC: American Society for Microbiology, 2007.

(卢先雷,邮箱:LXLLHLHY2@hotmail.com)

27. 多一点时间,可能会有新的发现

【案例经过】

患者男性,57 岁,因左眼被筷子刺伤后疼痛 3 个月,加重流脓 10 天入院治疗。临床表现:左眼下眼睑正中有一长约 2.5cm 横向破裂伤,伤口周围红肿,按压伤口周围,伤口处有脓性渗出。左侧眼球结膜充血,眼睑外翻,颜色青紫。初步拟诊为左眼眼睑钝性外伤伴感染。经头部 CT 扫面以及喉镜探视,发现导致外伤的一截筷子经左侧眼眶、上颌窦、左侧鼻窦,已经深深插入鼻骨中,有一截位于鼻道中,由于时间太长,筷子已经腐朽,外科手术风险大。讨论手术方案期间采集脓液送脓培养,分离到赭色二氧化碳噬纤维菌(图 27-1~ 图 27-3),除喹诺酮类以外,常规抗 G^- 杆菌抗生素均敏感。临床采用头孢曲松抗感染治疗。由于手术风险大,当手术方案与相关事宜告知家属后,家属放弃治疗,签字后自动出院。

【形态学检验图谱】

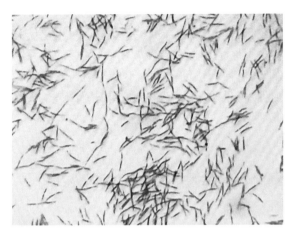

图 27-1　菌落涂片革兰染色(×1000)
可见细长 G⁻ 杆菌,菌体两端明显细而尖,成纤维状

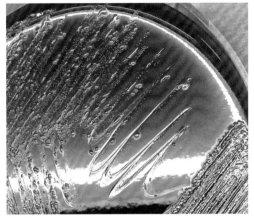

图 27-2　培养 5 天后的菌落形态
有典型的异质性菌落存在,一种为小而且光滑的
菌落,边缘无扩散,另一种则为中等偏大的光滑
菌落,边缘明显呈现扩散状生长

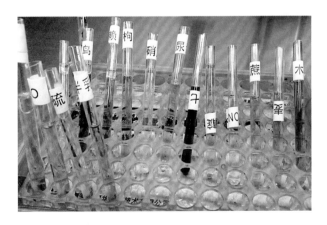

图 27-3　赭色二氧化碳噬纤维菌的生化反应
采用微量生化管,大量菌苔浓厚接种,并在糖发酵管中滴加
一滴小牛血清,过夜观察

【分析与体会】

　　赭色二氧化碳噬纤维菌为人体上呼吸道中常见的正常菌群,通常不导致感染。在肿瘤、血液病、HIV 感染者等免疫力低下人群的血液容易发现该菌的存在。常常与心内膜炎有关。其导致化脓性感染者非常罕见。该病例为老年外伤患者,异物筷子是我国常见的食具,由于筷子上常常带有口腔细菌,作为外伤异物刺入无菌组织内时,就会将其中的细菌带入伤口处导致感染。

该菌的典型特征为生长缓慢,对 CO_2 有需求,24 小时培养几乎见不到生长。直接涂片发现小杆菌或细长杆菌提示有该菌存在的可能,可有目的地延长培养时间。该菌的鉴定特征为氧化酶触酶均阴性,如果是血培养,则在培养液中可见到滑行运动。菌落形态也比较有特色,为光滑型到黏液型,延长培养至 5 天时多数菌株可出现边缘的扩散生长[1]。生化反应(图 27-3)活跃,可发酵多数糖类,但木糖和甘露醇通常为阴性。七叶苷阳性,硝酸盐还原试验因种而异。药敏试验推荐采用 E-test 法,微量肉汤稀释法细菌发育不良。耐药特征是对三甲氧苄啶、氨基糖苷类、喹诺酮类耐药,对其他常规抗 G⁻ 杆菌药物,例如氨基青霉素、头孢菌素、阿奇霉素、磺胺甲基异噁唑、四环素等均敏感[2]。

【箴言】

加强直接涂片训练,有目的性地延长培养时间可发现一些平时很少见到的微生物。

参考文献

[1] 陈东科,孙长贵. 实用临床微生物检验与图谱. 北京:人民卫生出版社,2011.
[2] Murray PR. Manual of clinical microbiology. 9th ed. Washington DC:American Society for Microbiology,2007.

(卢先雷,邮箱:LXLLHLHY2@hotmail.com)

28. 隔行如隔山,盲目出大错

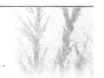

【案例经过】

患者男性,56 岁,因上腹部不适 1 个月余入院治疗。被查出肝右叶巨大占位,怀疑为肝癌,由于家属不同意,故未做活检,肿瘤性质不清。该患者先在消化内科保守治疗,后转入肝胆外科手术,于术后第 3 天发热,39℃,白细胞总数 $14.0×10^9$/L,中性粒细胞分类 89.2%,头部 CT 显示颅内存在点状出血灶,考虑术后应激性反应,萘普生降温,未使用抗生素。

术后第 6 天出现寒战高热,白细胞 $16.9×10^9$/L,中性粒细胞分类 93.5%,考虑术后感染,败血症,送血培养 2 瓶,并采用氨曲南抗感染。并于当天晚 10 点过换头孢哌酮 / 他唑巴坦。术后第 7 日患者出现嗜睡谵妄。术后第 9 日皮肤出现点状出血灶(出疹),意识障碍,改用哌拉西林 / 他唑巴坦治疗;下午 4 点已经呼之不应,转入 ICU,并立即再次采集血培养 2 瓶。转入 ICU 后 3 天内,2 次血培养结果陆续返回,2 次 4 瓶均分离到产单核细胞李斯特菌(图 28-1,图 28-2),临床医生以血象"正常"为由"认定"培养结果为污染,结果未予采纳。转入 ICU 第 4 天患者开始出现抽搐、深昏迷,遂做腰穿。第 6 天脑脊液培养结果返回,分离到产单核细胞李斯特菌,仍未修改抗生素治疗方案,继续采用哌拉西林 / 他唑巴坦治疗。患者与转入 ICU 第 7 天深昏迷,家属放弃治疗,患者死亡。

【形态学检验图谱】

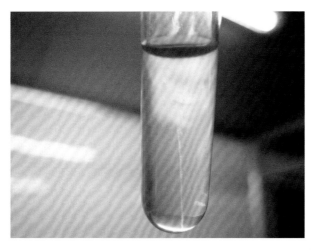

图 28-1　室温培养 2 天后半固体培养基上的菌落形态
可见"倒伞状"生长现象,说明该菌具有栖冷性,动力阳性

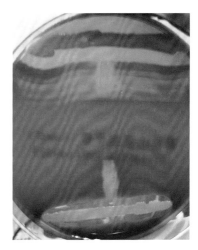

图 28-2　该菌与金黄色葡萄球菌 ATCC25923 之间的协同溶血现象(CAMP 阳性)

【分析与体会】

　　李斯特菌脑膜炎是由产单核细胞李斯特菌引起的一种散发性传染病,至少有 37 种哺乳类动物和 17 种鸟类可感染该菌。该菌导致的感染属于人兽共患自然疫源性疾病。传播途径:通过污染的食物,经消化道传播。该菌通过寄生于单核 - 吞噬细胞内而导致细菌在体内的扩散,易导致人类的败血症、脑膜炎、妊娠感染、胎儿宫内感染。首发症状为发热,大多在 39℃以上,有严重的头痛、眩晕、恶心、呕吐,脑膜刺激征明显,且常伴有意识障碍,如木僵、谵妄等,亦可发生抽搐。治疗:青霉素、利福平,由于该菌对头孢菌素天然耐药,不得采用。

　　从该病例我们可以看出,临床在诊断和治疗过程中出现的几大重要失误:

　　(1) 作为临床医生不知道产单核细胞李斯特菌为人兽共患自然疫源性疾病的病菌,虽然收到微生物检验报告,但未引起足够的重视。

　　(2) 不知道产单核细胞李斯特菌很容易由肠道入血,再由血液进入中枢神经系统;在患者出现颅内出血,皮肤出疹时,意识障碍时,仍未作出应有的反应,未及时考虑脑膜炎的发生。

　　(3) 不知道李斯特菌治疗不能选用头孢菌素,不知道李斯特菌是 G^+ 杆菌,对氨曲南天然耐药,不知道哌拉西林在中枢神经系统中的浓度不如青霉素。

　　在上述诸多诊断治疗的失误中导致了患者的死亡,是一例典型的误诊误治案例。

【箴言】

　　医学发达的当下,各个专业越来越细化,每个医学工作者都只精通自己的领域,所谓隔行如隔山。在诊断治疗疾病的过程中,往往需要多学科的紧密合作,多采纳其他学科的意见才能正确诊断、准确治疗。

(卢先雷,邮箱:LXLLHLHY2@hotmail.com)

29. 揪出肺部感染"元凶":革兰染色发现诺卡菌

【案例经过】

　　这是一个令临床医生也颇为棘手且难以诊断的病例。患者,男,68 岁,于 2013 年 10 月 13 日以"肺部阴影待查"入住我院。据患者家属交代,该患者 10 天前出现不明原因咳嗽、咳痰,痰为黄色脓性,发热,最高体温 39℃,曾在当地医院使用左氧氟沙星联合头孢菌素治疗,症状改善不明显。我院胸部 CT 扫描发现肺部多发的灶性病变伴有薄壁空洞,医生高度怀疑真菌感染,同时不排除结核、肺癌、风湿系统疾病、炎性肉芽肿和金黄色葡萄球菌败血症的可能。实验室检查发现白细胞计数 16.4×10^9/L,中性粒细胞占 95%,痰培养未发现有意义的病原菌,血培养也未培养出细菌。痰及肺泡灌洗液也没发现抗酸杆菌。其他检查只有血糖高,为 17.9mmol/L。

　　到底是什么病原体感染呢?我怀着极大的兴趣,将肺泡灌洗液离心沉淀后涂片革兰染色(图 29-1),太令人震惊了!革兰阳性长丝状,分枝如同一棵植物,又如黑寡妇蜘蛛。这是什么细菌?和同事们讨论后,将目标锁定在"诺卡菌或放线菌"上,同时接种两块血平板,一份放需氧培养,一份放厌氧培养。接着我们又做了弱抗酸染色(图 29-2),结果发现此菌有弱抗酸性,并主动打电话给临床告诉医生我们认为患者是"诺卡菌肺炎"。临床医生及时使用复方磺胺,患者病情得到控制,症状逐渐好转。35℃空气培养 3 天,在血平板上长出花样菌落,经鉴定为星形诺卡菌。

【形态学检验图谱】

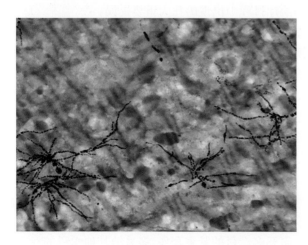

图 29-1　诺卡菌革兰染色(×1000)

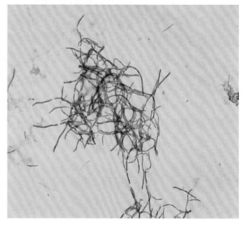

图 29-2　诺卡菌弱抗酸染色(×1000)

【分析与体会】

肺部感染的病原菌非常复杂,而痰培养能提供的信息很有限。肺泡灌洗液直接来自感染部位,是值得重视的标本,除了培养外,应主动涂片检查,可以是革兰染色、抗酸染色或六胺银染色。积极与临床医生沟通,根据临床诊断,选择不同的染色方法。

本例患者涂片革兰染色形态比较特别,应首先考虑诺卡菌或放线菌,诺卡菌为需氧菌,有弱抗酸性,对复方磺胺多敏感;放线菌为厌氧菌,无弱抗酸性,对青霉素敏感。弱抗酸阳性基本锁定"诺卡菌",培养的结果也证实了这一点。

微生物检验者要得到临床医生的认可需要付出很多努力,要从一个一个疑难的感染病例入手,帮助临床医生解决问题,付出终究会有回报。

【箴言】

标本直接涂片染色往往能发现病原菌的踪迹。

(鲁怀伟,邮箱:luhuaiwei6619@163.com)

30. 时时敲响生物安全的警钟——非牧区布鲁菌的检出

【案例经过】

患者,男性,77岁。因"反复气促2年,加重伴发热,盗汗、乏力20天"于2011年4月20日入住本院。入院诊断:①慢性阻塞性肺病急性加重,②血小板减少待查:继发性? ③心脏起搏器植入术后。

入院后查体:体温36.5℃,脉搏68次/分,血压118/70mmHg。患者神志清,精神一般,慢性病容。全身淋巴结未见肿大,皮肤无出血点,无黄染。入院后完善相关检查:血常规:白细胞计数$9.1×10^9$/L,中性粒细胞分类69.8%,红细胞计数$3.5×10^{12}$/L,血红蛋白116g/L,血小板计数$33×10^9$/L。入院后,血小板呈进行性下降,4月23日复查血常规提示:白细胞计数$9.1×10^9$/L,中性粒细胞分类70.5%,血小板计数$28×10^9$/L。

入院期间,先后予"阿米卡星、左氧氟沙星、哌拉西林舒巴坦、亚胺培南西司他丁、莫西沙星、去甲万古霉素"抗感染治疗,仍反复有发热,最高38℃,热型不规则,发热时有精神差,偶有意识模糊,小便失禁,无畏寒寒战,伴腰痛。患者从血象上看白细胞升高不明显,但血小板明显降低,肺部未见明显病灶,故患者发热原因应该考虑导致血小板减少的相关疾病。

该患者在入院后,抗生素使用前抽取血培养送检微生物实验室。几天后回报阳性,鉴定结果为马尔他布鲁菌(图30-1,图30-2)。汇报疾控中心后,血清凝集试验阳性,进一步确诊为马尔他布鲁菌菌血症。明确诊断后,治疗上予"多西环素片0.1g po q12h,利福平片0.3g po bid"抗菌治疗,于4月28日,转传染病医院进一步治疗。

【形态学检验图谱】

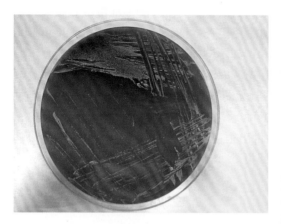

图 30-1　马尔他布鲁菌血平板培养 72 小时菌落形态

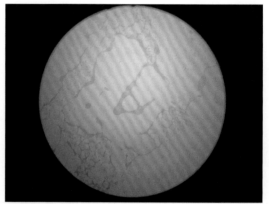

图 30-2　马尔他布鲁菌革兰染色(×1000)

【分析与体会】

　　这是一例不典型马尔他布鲁菌菌血症。病例呈亚急性起病,不规则发热,无明显接触史,无典型布鲁菌病临床表现,故临床医生没有给本微生物实验室任何提示性信息。而本实验室位于江浙一带,为非畜牧区,此前接触此类疾病甚少,该案例为本实验室第一次检出布鲁菌。

　　布鲁菌病是人畜共患疾病,人类感染主要通过接触病畜及其分泌物或被污染的畜产品,经皮肤黏膜和消化道、呼吸道等多种途径受染,实验室人员如不注意生物安全防护也极易引起实验室感染[1]。该菌自本实验室检出后,笔者立马将平板菌落形态,镜下细菌革兰染色图片拍照。对照图谱给科内人员进行宣教讲课:第一,提高该少见菌的识别能力,为临床确诊该疾病提供金标准。第二,加强自身防护,避免实验室感染。该病已从牧区向半农半牧区、农区及城市蔓延。另有非职业人群通过食入染菌的生乳、乳制品和未煮沸病畜肉类,病菌可自消化道进入体内,所以目前宁波地区在每年春季都有散发病例[2]。随后 2012 年 3 月,本实验室又相继检出 2 例布鲁菌。

　　该病临床表现多样化,那些无典型布鲁菌病临床表现的病例,往往不易引起临床医生的重视。实验室人员往往在毫无线索提醒的情况下接到此高生物危害标本,所以平时工作生物安全的弦还是要时刻紧绷。遇上血培养 48 小时后才报阳性,转种后几乎看不到菌落的情况,要到安全柜里去涂片做触酶、氧化酶实验,两者结果均为阳性,涂片呈 G⁻ 球或球杆状,泥沙样细小细菌,则高度怀疑布鲁菌[3]!

【徐炜烽主任技师点评】

布鲁菌病是人畜共患疾病,此前该病好发于新疆、内蒙古等畜牧业发达地区,目前沿海地区的宁波每年也出现散发病例。作为实验室人员要加强对此病的认识和警惕,并做好生物防护,防止实验室感染。

参考文献

[1] 王丽娜,孙家兴.非牧区布鲁菌败血症2例报告.山东医药,2013,53(24):86.
[2] 徐卫民,王衡,施世锋,等.浙江1例实验室感染布鲁氏菌病病例及其警示.中国地方病防治杂志,2010,25(1):58.
[3] 杨铭,汪定成,邵海连,等.全自动血培养仪中布鲁菌阳性报警时间及与其他病原菌的比较.中国感染控制杂志,2013,12(6):451-453.

(裘莉佩,邮箱:nbqlp@163.com)

31. 被表象掩盖的真相:以"腰痛、活动障碍"为主诉的布鲁菌病

【案例经过】

患者,女性,41岁,因"腰背部疼痛3年,摔伤后加重1个月",以"腰椎间盘突出症及腰肌劳损"收住骨科。患者既往有"腰椎间盘突出"病史,入院前1个月在家拖地时滑倒,摔伤腰部,经休息等治疗后未见缓解,加重入院。入院前有发热,以为"感冒"未在意。入院时体格检查腰椎4、5及骶1椎体棘突处压痛明显,右侧椎旁压痛亦明显,腰椎活动痛性受限。腰椎影像学检查支持腰骶部椎间盘突出,但未达到手术治疗指征,遂予以对症、支持治疗,腰痛症状缓解不理想。

住院过程中发现患者不规律发热,体温最高可达39.6℃,畏寒及寒战不明显,有全身不适感,物理降温后数小时可自行下降,每天出现两次体温高峰。血常规正常,PCT 0.05ng/ml,CRP 9.60mg/L。血培养分离出革兰阴性短小球杆菌,经革兰染色、氧化酶、脲酶等基本试验以及VITEK2 compact鉴定为马尔他布鲁菌,菌株以及患者血液送湖南省CDC进行血清学确认,证实为马尔他布鲁菌(图31-1~图31-4)。临床根据实验室结果及时加用多西环素+利福平治疗,用药后第2天体温开始明显下降,第四天体温恢复正常。腰痛、乏力、食欲下降等症状均明显改善。

追问病史,患者未自测过体温,入院前有短期自觉发热感,疑为"感冒"未重视,故未能准确掌握患者发热开始情况。患者否认到过布鲁菌病疫区,否认牛、羊等畜类接触史,感染来源不明。出院后继续予以多西环素+利福平治疗,总疗程12周,恢复顺利,复查血培养均阴性,未再出现发热及其他不适。

【形态学检验图谱】

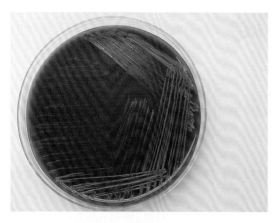

图 31-1　布鲁菌菌落形态
血培养瓶报警后传代血琼脂培养 48 小时后的菌落形态，为灰白色细小菌落

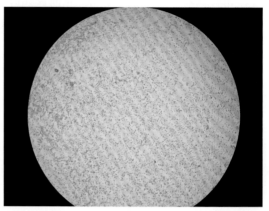

图 31-2　布鲁菌革兰染色 1 (×1000)

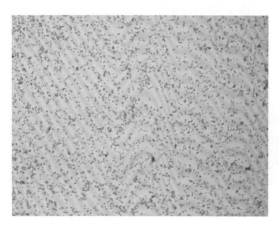

图 31-3　布鲁菌革兰染色 2 (×1000)
与图 31-2 均为血琼脂上菌落涂片染色后镜下形态，典型的"沙滩样"，菌体为细小球杆状，比流感杆菌稍大

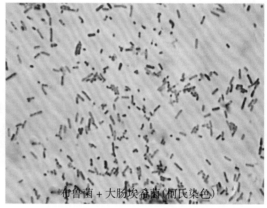

布鲁菌 + 大肠埃希菌(柯氏染色)

图 31-4　布鲁菌柯氏染色 (×1000)
红色小杆菌为布鲁菌，蓝色杆菌为指示菌大肠埃希菌(由北京医院陈东科老师提供)

【分析与体会】

　　布鲁菌病又名地中海弛张热，马尔他热，波浪热或波状热，是布鲁菌所引起的动物源性传染病。多种家畜、家禽及野生动物均是布鲁菌的宿主，与人类关系较为密切的传染源主要是猪、牛、羊。接触带菌或患病动物，或被污染的肉类以及动物制品时，病原菌可经皮肤微创口、消化道黏膜，以及吸入含有细菌的气溶胶感染。近年来，非疫区布鲁菌感染病例越来越多，相当一部分无明确的流行病学史，提示这种传染病正以某种新的未知途径感染人类[1]。本例患者即是如此，感染来源不明。

布鲁菌病有多种不同的临床类型,有急性、慢性及复发性。症状缺乏特异性,主要表现为发热、多汗、关节痛(可呈游走性,亦可固定或反复发作)、肌肉痛、神经痛、疲劳、全身不适等。男性患者可有睾丸炎[2]。本例临床表现倾向于急性或亚急性,以腰痛、腰部活动受限为主。临床表现与腰椎间盘突出、腰肌劳损非常类似,仅凭局部表现很难让骨科医生去考虑该病存在的可能。只因为入院时患者发热,按诊疗常规进行了血培养,才最终得以确诊。对临床而言,看似不经意的血培养,偶然的行为,却恰恰是正确诊断必需的过程。在这一病例中,患者以腰椎间盘突出症状为主诉的表象,一开始掩盖了疾病的真相。而最终得以确诊并开始及时正确的治疗,很大程度上得益于一开始下意识的血培养。临床医生,尤其是外科医生,同样需要正确认识感染性疾病,按诊疗规范正确进行血培养[3]。树立正确观念,贯彻正确措施,才可能最大限度地减少漏诊与误诊。

【箴言】

布鲁菌病临床表现复杂,多不典型,且越来越多的患者缺乏明确的流行病学史。因此,对于不明原因发热,应及时做血液培养。由于该菌生长较慢,按常规 5 天的培养时间很容易漏诊,因此当怀疑或不排除该菌感染时,需要适当延长培养时间(推荐 15 天),并在发出阴性报告前进行盲传,可有效防止漏检。

参考文献

[1] 沈定霞. 布鲁菌感染的临床特性及实验室检测. 中华检验医学杂志. 2012. 35(1):8-9.

[2] 周倩宜,杨文杰. 非牧区以发热为首发症状18例布鲁菌病临床特征分析. 中华传染病杂志. 2014. 32(4):229-232.

[3] Zhong Z,Yu S,Wang X,et al. Human brucellosis in the People's Republic of China during 2005-2010. Int J Infect Dis,2013,17(5):289-292.

(邹明祥　周蓉蓉,邮箱:zoumingxiang@126.com)

32. 漂亮的鹿角

【案例经过】

接到一个脓液标本,常规接种血平板、麦康凯平板后,例行涂片染色镜检。镜下可见大量脓性细胞。突然,一个漂亮的鹿角映入笔者的眼帘(图 32-1),那众多的有隔的、枝桠团簇的菌丝让人心颤。赶紧查看标本类型:脓液。平时脓液标本也就是阳性球菌、阴性杆菌的,出现真菌丝的还是第一次。立刻联系临床,获悉是一系统性红斑狼疮的女性患者,初起左侧手掌掌缘皮下脓肿,外院皮肤门诊治疗半年,愈发严重,遂来我院就诊。

入院时掌缘有一 2cm×0.4cm 大小创面,有脓性分泌物,已行外科清创,并抽取脓液送细菌培养。因担忧是否标本污染而特意与临床联系,笔者亲自下临床取材:患者左手有一个长

2cm、宽 0.2~0.8cm 不等的不规则创面,深度有 1.3cm 左右(图 32-2)。为患者严格消毒,抽取深部脓液并采集部分组织回到实验室。脓液、组织的镜下所见均如前。电话急告临床为真菌感染,并立刻转种沙保罗培养基。培养 48 小时后血平板、麦康凯平板未见生长,沙保罗琼脂可见微弱生长,呈酵母样,6 天后血琼脂平板可见大量黑色、略带毛绒状真菌生长(图 32-3),14 天后沙保罗琼脂可见黑色绒毛状菌落(图 32-4)。乳酸酚棉蓝染色可见有隔、细长、分支菌丝,分生孢子梗呈圆筒状,分生孢子呈单细胞性、椭圆形,环绕菌丝及孢子梗(图 32-5)。未能鉴定为何种真菌,初步报告临床为暗色真菌,外送测序结果为甄氏外瓶霉。患者在外科清创后及时抗真菌治疗,患者最后康复出院。

【形态学检验图谱】

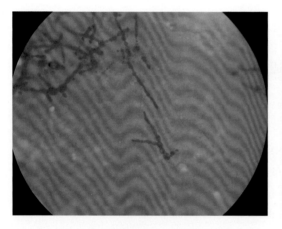

图 32-1 甄氏外瓶霉革兰染色(×1000)

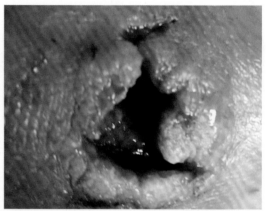

图 32-2 创面形态

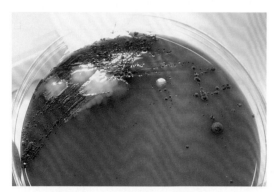

图 32-3 甄氏外瓶霉菌落形态 1

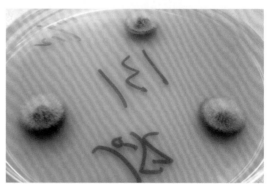

图 32-4 甄氏外瓶霉菌落形态 2

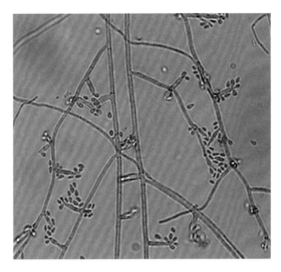

图 32-5　甄氏外瓶霉乳酸酚棉蓝染色(×1000)

【分析与体会】

由该案例可见,本次培养所得为单一菌种甄氏外瓶霉,属于环形产孢形式为主的暗色真菌:外瓶霉。沙保罗初步生长时间在 48 小时后,呈酵母相。其形态与皮炎外瓶霉相似,可以凭借最高生长温度(甄氏外瓶霉为 37℃)和硝酸钾利用试验进行区分。主要引起的疾患有足菌肿和皮下脓肿。

就本案例而言,若未行涂片镜检,可能培养 48 小时,就会以"普通培养 48 小时未见细菌生长"而出具检验报告,进而影响患者诊治！本案例我们之所以能够察觉,仅仅就是多做一步:给标本来个原始涂片镜检。有的实验室因为种种原因,除非临床开具标本涂片镜检的申请,否则一般培养标本未进行涂片镜检。涂片镜检,在一般痰标本可以协助明确标本合格情况及主要的致病菌;在真菌感染方面因为真菌培养的特殊性(如培养时间)而愈发彰显魅力！早预报,早诊治！且能提高临床正确的诊治！现在我们的微生物室,显微镜的灯光一直没歇:低倍、高倍、油镜,单调而不容松懈。为健康,且行且探索！

【黄旭东副主任技师点评】

近年来条件致病性真菌感染不断增加,发病率不断上升。临床脓性分泌物中常见分离到的主要为细菌,真菌较为少见。该患者为系统性红斑狼疮患者,免疫情况欠佳,存在真菌感染基础。同时脓性分泌物、组织培养为同一种真菌,基本可以确诊。该菌培养时间长,临床较为罕见,存在一定的鉴别难处。但原始涂片镜检功不可没,发现该菌、准确选择培养基、及时联系临床、使患者得到及时诊治等,可以说都是涂片镜检的功劳！加强原始标本的涂片与镜检,不容忽视！

(方旭城　刘少漫,邮箱:744192861@qq.com)

33. 时间的味道

【案例经过】

《舌尖上的中国》在大江南北热播,通过各种美食让人们有滋有味的认识到中国的古老文明,时间的沉淀给中华文化以永生。最近,在科室里,笔者也感受了一次时间的味道:

一重度烧伤患者,男性,取其创面分泌物培养。镜下可见大量白细胞及大量有隔、鹿角状、45°真菌丝。沙保罗培养基上生长较快。菌落呈现白色绒毛状(图33-1)。于是笔者兴致勃勃地弄了一个乳酸酚棉蓝染色,结果愣住了:镜下见到两种形态(图33-2)。第一种分生孢子柄光滑、顶囊半球形、双层小柄;第二种呈现帚状枝。但是平板上是纯培养。此时的笔者傻眼了,到底是什么? 重新点种3个沙保罗平板,继续培养。3天后菌落绒毛状。一个外送测序,一个继续培养,一个不时做一做乳酸酚棉蓝染色。形态学辨别如前。直到第12天可见菌落呈现土褐色(图33-3),镜下形态才明朗(图33-4,图33-5),同时外送测序结果回报:土曲霉。回报临床,除基础支持治疗外,行外科清创术配合两性霉素B治疗,最后患者康复出院。

【形态学检验图谱】

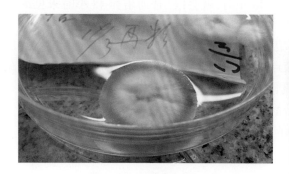

图33-1　菌落形态1

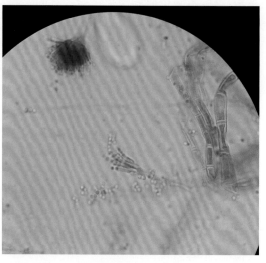

图33-2　镜下乳酸酚棉蓝染色形态1(×1000)

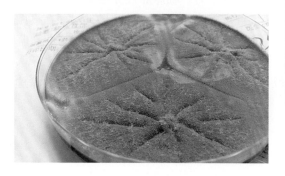

图33-3　菌落形态2

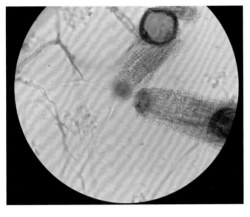

图 33-4　镜下乳酸酚棉蓝染色形态 2(×1000)

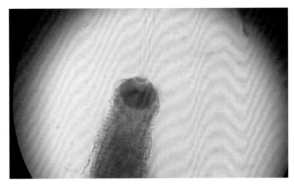

图 33-5　镜下乳酸酚棉蓝染色形态 3(×1000)

【分析与体会】

　　曲霉是临床上环境中最常见的分离菌,严重的播散性感染见于免疫力低下者。其鉴别主要依赖形态学特征及培养特性。通常以菌落形态及分生孢子头的特征进行划分大致的群。该案例是由土曲霉侵袭皮肤导致的皮肤曲霉病。常见于烧伤患者、手术创面、静脉导管穿刺部位等。

　　土曲霉菌落特征:生长快速,质地绒毛状,表面有放射状沟纹,土褐色,培养基污褐色。镜下特点:分生孢子柄光滑、顶囊半球形、双层小柄(第一层短,布满顶囊表面 2/3,排列呈放射状)。

　　虽然曲霉生长快速,但"快速"也是相对常见细菌等而言的。就真菌来说,基本需要培养 7~14 天。本案例中,培养 2~3 天虽然有菌落生长,但是其形态不典型,容易误判。若在开始 1~3 天情况下观察,未见明显形态及镜下特征(如图 33-1),甚至可能误判为青霉菌(如图 33-3 下角所见之帚状枝)。但是培养 5 天乃至 10 余天之后可见土褐色(如图 33-3)的菌落形态,且有典型镜下特点(如图 33-4,图 33-5)。时间的味道,不单在舌尖上的中国,在技术上的检验,一样让人叹为观止。

(方旭城,邮箱:744192861@qq.com)

34. 注射器与丝状真菌的较量

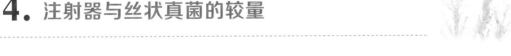

【案例经过】

　　某星期日小张值班,按照实验室流程优先处理血培养阳性报警瓶。当取出真菌培养瓶时(标本为腹膜透析液),发现瓶子里有好几团绒毛状物质(图 34-1)。最初,小张拿 1ml 规格注射器取培养液进行涂片,湿片镜检除了观察到一些不完整的白细胞外,没发现异常,连同染色镜检也是如此。他心里想,明明瓶子里有东西,怎么镜检会阴性? 再者患者的腹透液常规 WBC $2.3 \times 10^9/L$，NEU 80%，提示感染性样本。难道是注射器针头太小没取到样？于是，小张换了 2ml 注射器，颠倒瓶颈，迫使球体飘向瓶口，然而球体很调皮，三番五次地逃过。最终费了好大的劲，抽取到部分球体物质，置于显微镜下观察，原来是丝状真菌（图 34-2）。

【形态学检验图谱】

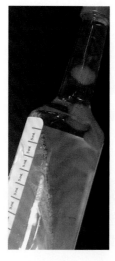

图 34-1　丝状真菌培养瓶中形态

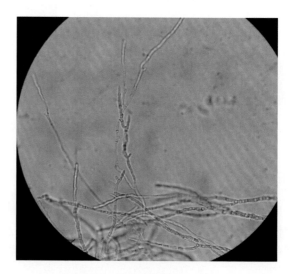

图 34-2　丝状真菌镜下形态

【分析与体会】

很多医院都有全自动血培养系统，对于阳性报警瓶，我们首先观察瓶子外观是否有溶血、混浊等异常现象。本案例中，真菌培养瓶出现了几团绒毛状物质，小张也注意到这个现象。但很遗憾，小张第一次用 1ml 注射器取培养液，造成了镜检阴性。

众所周知，丝状真菌在肉汤管里培养，会形成类似绒毛状物质。小张第一次的失败，可能的解释是，生长在肉汤管里的丝状真菌所形成的菌丝团，所释放的孢子或菌丝很少甚至没有；然而更为重要的是，由于本室所使用的 BD 血培养瓶，其瓶口和瓶颈的直径一般超过 1ml 注射器针头，在操作过程中，可能进针速度过快（菌丝团仍未到达瓶颈）或者穿刺针刺得过深（超过菌丝团），就有可能采集不到标本[1]。更换较大尺寸针头后（2ml 注射器），小张终于采集到真实标本。针对这种情况，应特别向初学者强调，先肉眼观察，选取较大尺寸针头取培养液，否则容易导致假阴性结果。

【箴言】

对于阳性血培养瓶，肉眼观察是必要的，同时要选取合适尺寸的注射器进行采集样本。

参考文献

[1] Pimentel JD，Lum GD.False-negative culture results with fungal isolates fro-m peritoneal dialysis fluid. J Clin Microbiol，2006，44（3）：1206.

（刘春林，邮箱：545997273@qq.com）

35. 艾滋病感染：一切细菌皆有可能

【案例经过】

患者，男性，43岁，20余日前无明显诱因下出现发热，伴盗汗，汗出后体温能自行下降，未引起重视。1周前无明显诱因出现咽痛、咽干，自行服用"阿莫西林片"等治疗后咽痛已好转。但仍有咽干，自觉乏力，以"发热伴盗汗20余天，咽痛、咽干1周"入我院求进一步治疗。入院检查：体温39.1℃，全身皮肤未见皮疹，双侧颈部可扪及多枚黄豆大小肿大淋巴结，有压痛，活动度可；血常规：白细胞 $2.3×10^9$/L，中性粒细胞百分比87%；血清降钙素原0.5ng/ml；超敏C-反应蛋白18.7mg/L。B超提示：双侧锁骨上淋巴结肿大，脾偏大；肺部CT：两肺下叶多发细小结节，纵隔及两侧锁骨上窝多发肿大淋巴结。入院诊断：①败血症？②肺部感染。

入院后予头孢哌酮/舒巴坦联合莫西沙星抗感染治疗，多次送检血培养。治疗5天患者仍反复高热，最高体温39.4℃，伴畏寒寒战。入院第6天检查人免疫缺陷病毒（HIV）抗体确认试验阳性。CD4/CD8测定：CD4阳性细胞4.0%，CD8阳性细胞81.7%，CD4/CD8比值0.05；$CD4^+$细胞绝对值5/μl，$CD8^+$细胞绝对值97/μl。血培养报告丝状真菌，经鉴定确证为马尔尼菲青霉菌（*Penicillium marneffei*，PM）（图35-1~图35-6）。患者"获得性免疫缺陷综合征（AIDS），播散性马尔尼菲青霉菌病"诊断明确。予伏立康唑抗感染治疗，治疗5天后体温逐渐下降，患者及家属要求转回当地医院治疗，予出院。随访2周，未出现发热。

【形态学检验图谱】

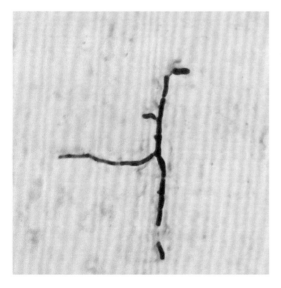

图 35-1 PM 革兰染色 1（×1000）

患者血培养阳性报警后革兰染色涂片，可见分枝分隔菌丝

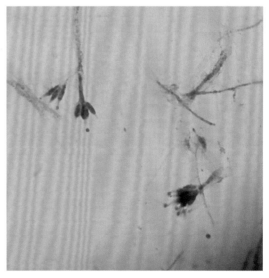

图 35-2 PM 革兰染色 2（×1000）

25℃ SDA 上培养 5 天的菌体革兰染色形态，呈明显的帚状枝

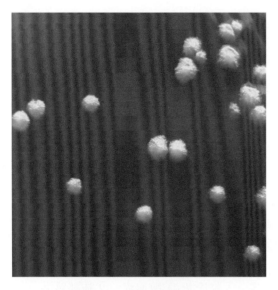

图 35-3　PM 菌落形态 1

37℃ SBA 上培养 5 天的菌落形态,大小 2~4mm,呈酵母相,奶酪色样,α 溶血,菌落表面有皱褶

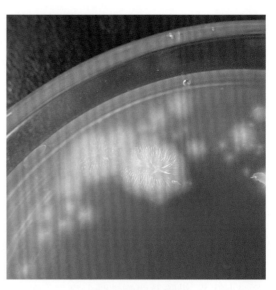

图 35-4　PM 菌落形态 2

25℃ SDA 上培养 3 天的菌落形态,大小不一,灰白色蜡样平坦,小菌落视之有模糊感

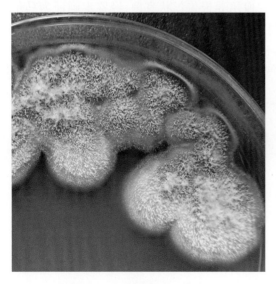

图 35-5　PM 菌落形态 3(25℃)

25℃ SDA 上培养 8 天的菌落形态,中心呈淡红色绒毛状,呈霉菌相,整个培养基被染成玫瑰红色

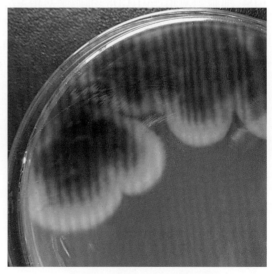

图 35-6　PM 菌落形态 4

SDA 培养基背面呈玫瑰红色

【分析与体会】

　　PM 为条件致病菌,它所引起的马尔尼菲青霉病(penicilliosis marneffei,PSM)多发于免疫功能低下者及 AIDS 患者或使用类固醇皮质激素患者[1]。特别是近年来随着 AIDS 感染人数的增加,PSM 的患者也随之增多[2-3]。

PM 病理主要是侵犯单核 - 吞噬细胞系统,即肺、肝、肠淋巴组织、淋巴结、脾、骨髓、肾和扁桃体等,其中以肺及肝最为严重;极少侵犯中枢神经系统及肾上腺等内分泌腺。主要临床表现为发热,体温可高达 40℃,白细胞和血小板减少,浅表淋巴结及肝脾肿大,但血清降钙素原可以表现轻度升高。在高热的 AIDS 患者中,如果怀疑 PM 感染,应早期采集感染部位标本行病原学检查,早诊断、早治疗对患者的治疗效果至关重要。从本例患者治疗效果显示伏立康唑对 PSM 治疗效果明显。

随着临床检验手段的不断提高,PSM 的临床诊断方法多种多样[3],包括真菌学诊断、细胞涂片、血清学检查、病理学检查、分子生物学诊断方法。从体内分离培养出 PM 是诊断 PSM 的金标准。PM 是一种双相真菌,有独特的特点:在 SBA、SDA 上生长缓慢,SDA 上呈正面灰白色蜡样,菌落绒毛状,背面红色的典型菌落;同时在显微镜下看到典型的帚状枝对 PM 的鉴定有重要意义。

【箴言】

对于 HIV 患者的感染,必须考虑马尔尼菲青霉菌等罕见菌感染的可能性,及时采集感染部位标本行病原学检查对明确诊断有重要意义。

参考文献

［1］罗宏,梁伶. 马尔尼菲青霉菌流行病学研究进展. 中国皮肤性病学杂志,2006,20(10):627-629.

［2］莫让辉,唐小平. 艾滋病合并播散性马尔尼菲青霉菌病 41 例临床分析. 中国实用内科杂志,2006,26(24):1953-1955.

［3］Khongkunthian P,Isaratanan W,Samarammayake LP,et al. Case report. Oro-facial manifestations of Penicillium marneffei infection in a Thai patient with AIDS. Mycoses,2002,45(9-10):411-414.

（黄金伟,邮箱:jinwei1314w@aliyun.com）

36. 中青年小心:马拉色菌毛囊炎

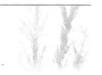

【案例经过】

男性患者,因躯干多发丘疹、脓疱入院治疗。

病程记录:病程 1 个月,主要临床表现:无明显诱因躯干皮肤开始出现丘疹、脓疱,少许瘙痒,无明显疼痛,无畏寒发热,无头晕头痛,无胸闷心悸,无腹痛腹泻;既往史、个人史与家族史无特殊,否认食物药物过敏史;查体未见异常。专科情况:躯干皮肤多发丘疹、脓疱(图36-1),无明显糜烂渗出,无水疱,尼氏征阴性。初步诊断:真菌性毛囊炎。诊疗计划:刺破脓疱取疱液做细菌及真菌培养,刮取皮损处皮肤组织直接镜检(图 36-2);予氟康唑片 100mg 口服,每日 1 次,抗真菌治疗;薄芝糖肽注射液 4ml 静滴,每日 1 次,调节免疫力。治疗 4 周后,皮损消退,真菌直接镜检连续 2 次阴性,皮肤刮取组织毛囊内孢子阴性。

【形态学检验图谱】

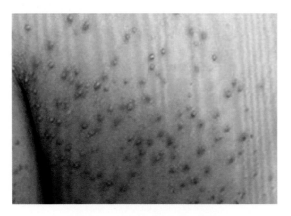

图 36-1　患者皮损处病变表现
可见密集之大小不等丘疹、脓疱

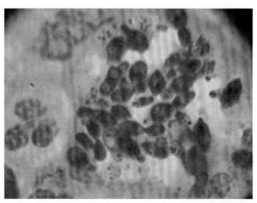

图 36-2　革兰染色（×1000）
皮肤刮取组织直接涂片革兰染色，可见成堆存在的特征性保龄球样真菌孢子

【分析与体会】

　　马拉色菌毛囊炎是马拉色菌引起的毛囊病变，其皮损特征表现为圆顶状毛囊性丘疹或脓疱样损害。患者主观症状有不同程度的瘙痒，常伴有灼热和刺痛感。运动或洗澡后出汗，可加剧瘙痒。本病多见于中青年。男女均可发病，男多于女。本病好发于皮脂腺丰富的部位，如背上部、胸前、双肩、颈部，少数见于前臂、小腿和面部，腹部有时亦会发生。皮损呈弥漫性或散在性，多呈对称性。皮疹为圆顶状毛囊红色小丘疹，间有毛囊性小脓疱，可挤出粉状物。周边有红晕。长期服用皮质类固醇或广谱抗生素的患者易并发本病。本病往往并发花斑癣、面部痤疮。常见于多汗症、油性皮肤、脂溢性皮炎的患者。

　　直接镜检：马拉色菌毛囊炎患者其皮损部位分泌物、皮肤角质层浅部和中部刮取组织通过直接涂片染色可见孢子及粗短菌丝；孢子多呈球形、卵圆形，保龄球样；脓性疱液中炎症细胞较多；结合患者皮损表现可快速初步诊断。

　　真菌培养：马拉色菌在含脂类的沙保罗琼脂上，经过几天培养可形成淡黄色奶油状酵母样菌落；再通过生化鉴定可将马拉色菌鉴定到种。

　　组织病理：马拉色菌毛囊炎其感染的皮肤角质层浅部和中部均可见真菌孢子和菌丝的浸润。刮取病变组织做PAS染色，在扩大的毛囊腔内有圆形或卵圆形的芽生孢子，呈深玫瑰红色，聚集成堆，毛囊上部及附近真皮血管周围有炎性细胞浸润。

　　用药原则：①皮损面积较局限者以抗真菌药外用为主；②皮损广泛而顽固者可考虑内服抗真菌药，并同时外涂抗真菌药。

（梁立全，邮箱：liang8621369@163.com）

37. 耳朵总是疼？警惕曲霉菌

【案例经过】

61岁女性患者,因"左耳疼痛20余天"入院治疗。约8年前患者在我院行甲状腺手术,术后恢复尚可,未复查;余个人史、家族史无特殊。临床表现:自述于20天前无明显诱因下出现左耳疼痛,呈持续性肿痛,偶有流脓性分泌物、无臭味,无耳鸣、耳闷胀感及听力下降。查体:T:36.8℃,P:76次/分,R:20次/分,BP:118/73mmHg,心、肺、腹查体未见异常。专科情况:右耳外耳道干净,鼓膜完整,标志清;左耳外耳道见淡黄色分泌物,鼓膜完整,标志欠清。取左耳外耳道分泌物直接涂片见真菌菌丝和孢子,白细胞较多,革兰阴性球菌较多(图37-1~图37-4);考虑细菌感染合并真菌感染,采用头孢西丁钠联合氟康唑治疗,外涂萘替芬酮康唑。3天后查房,患者双外耳道干净,右耳鼓膜完整,标志清;左耳鼓膜稍充血,混浊,见少许分泌物。鉴于患者病情平稳,予带药出院。

【形态学检验图谱】

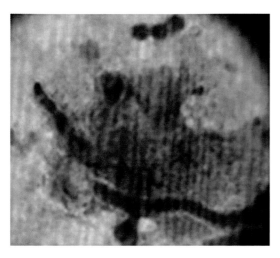

图 37-1 外耳道脓性分泌物直接涂片革兰染色 1（×1000）

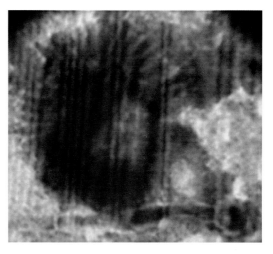

图 37-2 外耳道脓性分泌物直接涂片革兰染色 2（×1000）

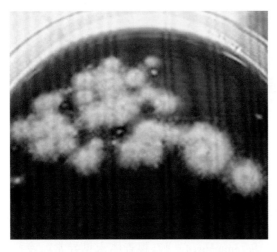

图 37-3 血平板上培养 48 小时后的菌落形态

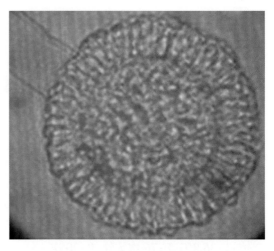

图 37-4 菌落涂片镜检(×400)

【分析与体会】

外耳道真菌病俗称霉菌性外耳道炎,是一种外耳道真菌感染。由于真菌易在温暖潮湿的环境中生长繁殖,当外耳道进水或者经常掏挖外耳道导致耳道损伤致分泌物增多,或者常使用抗生素滴耳破坏外耳道菌群的情况下,比较容易受到真菌的感染,其中曲霉菌是最常见的外耳道病原菌。当曲霉菌感染外耳道时,会侵犯外耳道皮肤组织,导致炎症渗出。此时患者多数都有脓性分泌物出现,因此在外耳道脓性分泌物或组织中找到真菌菌丝,对于判断外耳道真菌感染尤为重要。直接涂片镜检是最常用的方法,该方法简单快速,对诊断外耳道真菌感染具有重要意义。方法:取患处分泌物/组织经 10% KOH 消化透明后直接镜检或染色后镜检。如果只找到真菌孢子无法证明感染的存在,只有当分泌物中较多白细胞,看到白细胞对真菌孢子的吞噬现象,或者发现孢菌丝、顶囊,菌丝在组织中穿插缠绕,才可以认为真菌导致了感染。进一步结合患者症状表现可以做出初步诊断。分泌物培养鉴定可以对病原真菌进行进一步确认。

由于严重的耳道感染,常可导致鼓膜穿孔,侵犯中耳并进入颅脑引起颅脑病变,故对于该类疾病须及时治疗,不可掉以轻心。

(梁立全,邮箱:liang8621369@163.com)

38. 机会致病菌当然不会放过机会——奥默柯达菌引起腹腔感染

【案例经过】

患者,女性,61 岁,因腹痛和透析液混浊,尿毒症 4 年(自 2007 年开始进行持续性非床旁腹膜透析 CAPD),于当地医院治疗,治疗 1 周无效,转入我院。患有肾性贫血,肾性高血压和肾性骨病,既往2年因反复腹痛和腹膜透析液混浊住院7次。入院查体:急性病面容,腹部压痛、反跳痛,左下腹腹壁腹膜透析导管干燥清洁,双下肢轻度水肿,体温正常。实验室检查显示红细胞计数 $2.1×10^{12}$ /L,血红蛋白57g/L,白细胞 $5.2×10^9$ /L,血小板计数 $286×10^9$ /L。腹腔积液检查发现红细胞计数 $50×10^6$/L,有核细胞计数 $2.4×10^6$/L(5% 多个核细胞,90% 单个核细胞和5% 的间皮细胞)。予抗生素治疗:头孢他啶、头孢唑林联合氟康唑。入院第2天停止腹膜透析改用血液透析TIW,腹腔液送培养。腹腔液培养3天后,有酵母菌生长。入院第4天移除腹膜透析导管,同时因症状无改善而换用伊曲康唑。第10天该酵母菌鉴定为奥默柯达菌(*Kodomaea ohmeri*)(图38-1~图38-3),同时药敏试验显示对伊曲康唑、两性霉素B、氟康唑、伏立康唑和5-氟胞嘧啶均敏感。经治疗腹部症状缓解,但发生了呼吸功能不全,入院第16天应患者家属要求将患者转移至当地医院继续治疗,转移途中患者死亡。

【形态学检验图谱】

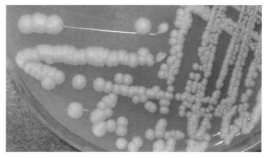

图 38-2　奥默柯达菌落形态 2
采用 Vitek YBC Card 酵母菌鉴定卡及 API 20C AUX 酵母菌鉴定条(法国梅里埃)重复鉴定结果一致。经 ITS1 和 ITS4 之间的 rDNA 序列测序确认该菌

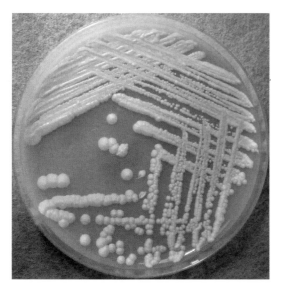

图 38-1　奥默柯达菌落形态 1
26℃ SDA 上培养 2 天后之白色粗糙菌落

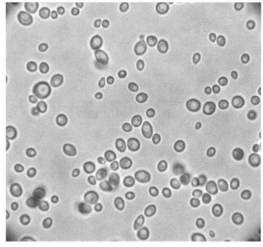

图 38-3　奥默柯达菌镜下形态(×1000)

【分析与体会】

奥默柯达菌是属于酵母菌科的一种真菌,在食品工业中具有发酵作用,最初从腌制蔬菜或腐烂水果中分离到。它并不是一种临床常见的致病菌,最初人们把检测到的奥默柯达菌当成标本中的污染物对待,但目前的研究发现这是一种重要的机会致病病原体。主要发生在免疫低下(如肝病、肾功能不全、心内膜炎、糖尿病、恶性肿瘤及激素使用等)以及有人工植入物(如静脉导管,人工心瓣膜等)的患者中。其感染症状有多种,主要包括发热、急性疼痛以及非特异的不适感。奥默柯达菌腹膜炎患者临床表现包括腹部压痛、反跳痛,混浊腹腔液,腹腔液中性粒细胞升高,但体温正常,难以与细菌性腹膜炎区分。

目前对于该菌的治疗策略包括移除人工植入物和使用有效的抗真菌药物。移除人工植入物联合抗真菌药物治疗可能比单纯使用抗真菌药物治疗效果更好。已有文献提示,两性霉素 B 及氟康唑对奥默柯达菌菌血症有效,但尚无确切证据表明哪一种药物疗效更佳。同时这些文献也表明,尽管使用了敏感的抗真菌药物,但是仍有近半数患者死亡,且使用哪种抗真菌药物与死亡结局没有明显的关联,通常这些死亡患者均存在比较严重的免疫力低下。

【箴言】

随着全球出现越来越多的免疫功能低下患者,奥默柯达菌作为一种新的机会致病性真菌会逐渐引起重视。由于该菌感染后死亡率高,故早期识别和适当的抗真菌治疗以及去除人工植入物都具有十分重要的意义。此外,还需要进一步研究风险因素和预防措施,以避免这个不寻常的潜在致命性真菌的感染。

(谢轶,邮箱:xie_yi_77@163.com)

39. 去伪存真:全身播散性尖端赛多孢菌感染

【案例经过】

患儿,男性,4 岁 11 个月,因发热 27 天,加重伴头痛、左下肢跛行 13 天入院。患儿 20 余天前开始发热,最高体温波动于 38~38.8℃之间,在当地医院诊断"支气管肺炎",予以多种抗生素抗感染治疗,体温未下降,反呈加重趋势,并出现高热,伴头痛,退热药物及激素仅能维持体温下降几小时。

于入院前第 13 天开始出现左下肢麻木、跛行,头痛加重,5 天后就诊于湖南某省级医院,查血常规:WBC $17.3×10^9$/L,Hb 110g/L,N 77.9%。行腰穿测得颅内压 400mmH$_2$O。脑脊液常规:细胞总数 $900×10^6$/L,WBC $820×10^6$/L,中性粒细胞 55%,淋巴细胞 5%;脑脊液生化:葡萄糖 2.10mmol/L,乳酸脱氢酶 55.5U/L,氯 124.3mmol/L,蛋白 1.0g/L。脑脊液革兰、抗酸及墨汁染色均为阴性。头颅、颈、胸、腰椎 MRI 示:大、小脑实质及脊髓内多发异常信号、脊膜强化,考虑真菌感染或结核病灶。因病情复杂,治疗效果差,转诊至我院。

入院时体查：T 39.0℃，HR 140 次 / 分，R 34 次 / 分，BP 107/63mmHg，神志清楚，发育正常，急性重病容，双侧瞳孔等大、等圆，对光反射灵敏，颈抵抗阳性。心、肺、腹部体查无明显异常。双侧膝反射亢进，巴氏征、布氏征阴性，克氏征阳性，踝阵挛阳性。拟诊为"中枢神经系统结核或真菌感染"，因之前在外院结核及真菌均未找到病原学依据，而患儿高热，病情进展较为迅速，入院后暂按照结核性脑膜脑炎及脊髓炎给予"异烟肼 + 利福平 + 吡嗪酰胺 + 乙胺丁醇"四联诊断性抗结核，配合脱水、降颅压、营养等对症支持治疗。

入院后第 6、7 天，先后两次脑脊液培养分离到丝状真菌，疑似"毛霉菌（不排除污染）"，予以停用抗结核药物，改为两性霉素 B 缓慢加量治疗，但疗效不佳，高热及头痛、跛行症状未见好转。入院后第 14 天，再次脑脊液培养仍然为丝状真菌。通过镜下形态学特征初步鉴定为"赛多孢属"真菌（图 39-1~ 图 39-3）。通知临床后，改用"卡泊芬净 + 伏立康唑"治疗，同时将菌株进行 rDNA-ITS 序列扩增及测序，最终证实为"尖端赛多孢"。

入院后第 20 天患儿又出现双侧膝关节肿大、积液，左侧膝关节穿刺抽液培养同样为"尖端赛多孢"。经两联抗真菌治疗后，体温缓慢下降，症状逐步好转，复查影像学颅内病灶较前吸收好转，治疗 2.5 个月后，以低热为主，脑脊液培养阴性，仍伴有跛行。治疗 3.5 个月后，体温正常，继续治疗满 4 个月后，体温维持正常，影像学检查颅内病灶明显缩小、减少，颈段及腰段脊髓内病灶吸收、减少，但延髓内仍有病灶，跛行较前明显改善，停用卡泊芬净，继续伏立康唑（口服）单药维持治疗，病情平稳好转。

总疗程 9 个月时复查脑脊液常规：细胞总数 1000×10⁶/L，WBC 90×10⁶/L，多个核细胞 15%，单个核细胞 85%。脑脊液生化：葡萄糖 2.3mmol/L，乳酸脱氢酶 44.0U/L，氯 127.9mmol/L，蛋白 0.4g/L。脑脊液革兰、抗酸及墨汁染色均为阴性，培养阴性。MRI 见颅内及延髓内病灶基本吸收，仅见 L4-5 椎管内异常信号：肉芽组织？故继续予以口服伏立康唑并密切随访。此患者目前仍在治疗及随访中，其智力、生长发育情况及运动能力同同龄儿童，无后遗症表现。患儿治疗前后脑 MRI 影像见图 39-4~ 图 39-7。

【形态学检验图谱】

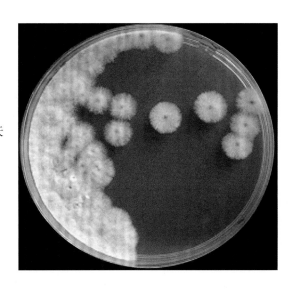

图 39-1 菌落形态
血培养瓶报警后转 SDA 25℃培养 3 天后所见菌落，为白色绒毛状

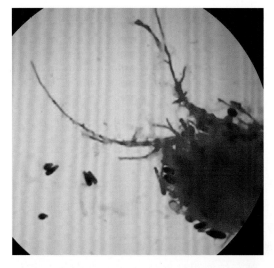

图 39-2　脑脊液标本血培养瓶报警后革兰染色（×1000）

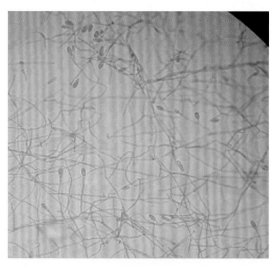

图 39-3　SDA 菌落乳酸酚棉蓝染色（×1000）
可见到该菌的特征孢子

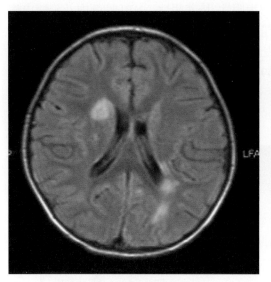

图 39-4　患者头颅 MRI 影像表现 1

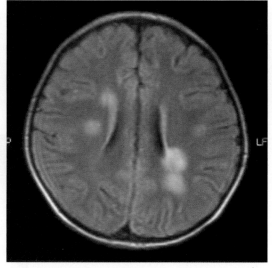

图 39-5　患者头颅 MRI 影像表现 2
与图 39-4 均为治疗前，脑内多发片状、结节状病变

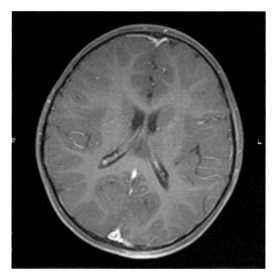 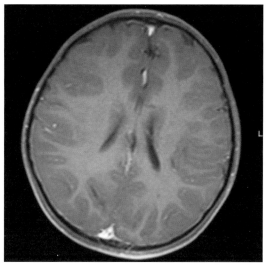

图 39-6　患者头颅 MRI 影像表现 3　　　　图 39-7　患者头颅 MRI 影像表现 4

与图 39-6 均为治疗 10 个月后复查的情况,脑内病灶已完全消失

【分析与体会】

尖端赛多孢广泛存在于土壤、污水、腐物等受污染的环境中,是一种重要的条件致病菌。近年来尖端赛多孢深部感染的报道越来越多,常见于死亡病例。其感染最常累及肺部、关节、眼部等,也有颅内感染的报道[1]。本例患儿就同时存在尖端赛多孢颅内、脊髓及关节感染。但未能证实其存在导致免疫缺陷的基础疾病,推测该菌的感染可能与儿童患者免疫功能及生理屏障功能发育不完善相关。

临床上诊断尖端赛多孢感染较为困难。据文献报道,其临床特征和组织病理学与曲霉病、镰刀菌病以及其他相对常见的透明丝孢霉病非常类似,都具有菌丝透明、有分支、分隔且成锐角等组织病理学特点,易误诊。目前,微生物实验室对丝状真菌的鉴定主要还是依据菌落及镜下形态学特征,缺乏自动化检测手段,因而需要很强的临床实践经验。同时,由于各种丝状真菌广泛存在于环境中,常导致操作不当时培养的污染,即使分离出来也不容易与污染相鉴别[2]。本例中,最初脑脊液培养尽管有丝状真菌生长,微生物室由于考虑到脑脊液丝状真菌感染较为罕见,不能排除环境真菌污染所致,仅报告"疑似毛霉菌(不排除污染)"。当第 3 次脑脊液仍分离到该丝状真菌时,微生物室与临床取得联系,根据临床特征以及连续分离出该真菌,认为污染可能性小,进而通过分子生物学方法证实为尖端赛多孢。

现已证实,两性霉素 B 对尖端赛多孢抗菌活性低,不推荐使用,而伏立康唑、卡泊芬净、伊曲康唑有较好体外抗菌活性,可考虑采用[3]。本例换用卡泊芬净 + 伏立康唑治疗后,病灶渐吸收、好转,患者逐渐恢复,治疗效果满意。关于该菌感染治疗疗程,目前仅查到一些个案报道。本例患者治疗后 9 个月时,脑脊液已经完全正常,影像学所示病灶也绝大部分消失。因仍残留脊髓少量病灶,未能停药,目前仍在继续随访中。深部及播散性尖端赛多孢感染,病情常常进展迅速,尽早诊断和治疗,对于改善最终临床结局的意义重大,这就对临床微生物学提出了很大的挑战。

【顾兵副教授点评】

临床和实验室之间进行密切的交流与合作十分重要。对于无菌部位培养出丝状真菌临床及实验室应高度警惕,不能轻易认为是污染。一旦临床特征及实验结果符合,在通过形态学无法进行准确鉴定的时候,应进行分子生物学证实,以便根据相应病原真菌种类及时调整抗真菌药物。同时,实验室工作人员需加强对少见真菌及其感染的认识,提高实验室检测及鉴定水平,以便协助临床及时、准确地做出诊断。

参考文献

［1］吕雪莲,刘泽虎,张晓利等.赛多孢子菌病.中华皮肤科杂志,2009,42(3):218-222.

［2］黄琨,郑岳臣.尖端赛多孢子菌真菌学及实验室研究进展.中国真菌学杂志,2007,2(4):247-249,256.

［3］Heath CH,Slavin MA,Sorrell TC,et al. Population-based surveillance for scedosporiosis in Australia:epidemiology,disease manifestations and emergence of Scedosporium aurantiacum infection. Clin Microbiol Infect,2009,15(7):689-693.

(邹明祥　周蓉蓉,邮箱:zoumingxiang@126.com)

40. 治疗容易诊断难,且行且珍惜

【案例经过】

患者,男性,49岁,2个月前无明显诱因出现咳嗽,咳少量白色泡沫痰,伴发热,中等热为主,无明显畏寒寒战。当地医院肺部CT提示左肺下叶肿块伴两肺多发结节灶,两肺多发小点状增密影,诊断:左下肺癌可能性大,伴两肺多发转移性病变,未排除感染。予哌拉西林/他唑巴坦联合奥硝唑抗感染治疗5天,病情未缓解,遂至我院治疗。

患者入院体温38.3℃,左下肺呼吸音低,余未及明显阳性体征。辅助检查:CRP 137.0mg/L,血常规白细胞8.0×10⁹/L,中性粒细胞85.6%;真菌1,3-β-D-葡聚糖<10.0pg/ml;隐球菌乳胶凝集试验阴性;HIV抗体阴性;CD4⁺/CD8⁺测定:CD4⁺细胞10.2%,CD8⁺细胞13.5%,CD4⁺细胞绝对值:202/μl,CD8⁺细胞绝对值:268/μl,CD4⁺/CD8⁺为0.76,总B淋巴细胞1.7%;神经元特异性烯醇化酶17.3ng/ml,铁蛋白>2000.0ng/ml;余未见明显异常。我院2014年3月15日胸部CT显示左肺下叶肿块伴两肺多发病变,弥漫粟粒及小结节影,左侧少量胸腔积液,肺门淋巴结多发钙化。入院行左肺下叶肿块穿刺检查,病理诊断:左下肺化脓性肉芽肿性炎,细胞胞质内见可疑真菌孢子PAS(+)、六胺银染色(+),入院后修正诊断:两肺真菌感染。

主要诊疗经过:根据肺穿刺病理报告先后给予卡泊芬净和伏立康唑抗真菌治疗。入院第5天临床微生物室血培养结果:培养到马红球菌(图40-1~图40-4)。考虑患者合并细菌感染,先后联合左氧氟沙星、莫西沙星、亚胺培南/西司他丁抗感染治疗15天。但患者仍然反复发热,体温仍波动在37℃和38.3℃之间。查肝脏CT提示:肝右叶低密度灶,肝脓肿可能;

头颅 CT 提示:双侧额叶、顶叶、左侧颞叶、左侧半卵圆中心多发低密度灶。再次修正诊断:播散性马红球菌感染(败血症,肺部感染,颅内感染,肝脓肿)。予万古霉素联合左氧氟沙星抗感染治疗,1 周后患者体温正常,咳嗽咳痰较前明显减少,继续该方案治疗。治疗 1 个月后,患者出现万古霉素过敏,改莫西沙星联合阿奇霉素及利福平抗感染治疗。复查血培养两次均阴性,治疗 2 个月后复查肺部 CT 提示病灶明显吸收减少,肝右叶低密度灶明显缩小。患者病情明显好转出院,出院后继续联合抗菌药物治疗。

【形态学检验图谱】

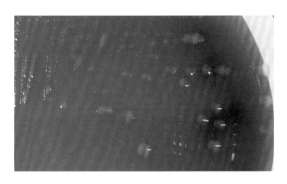

图 40-1　马红球菌 SBA 上培养 48 小时后的菌落形态
菌落 2~4mm 左右,乳白色,表面光滑,湿润,稍突起,边缘整齐,无溶血环,呈水滴状黏液型

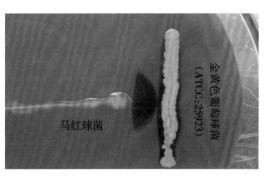

图 40-2　黏液型马红球菌的 CAMP 试验呈强阳性

马红球菌

金黄色葡萄球菌(ATCC:25923)

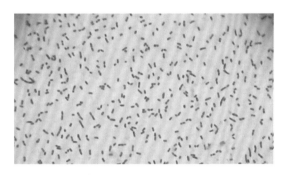

图 40-3　马红球菌革兰染色阳性(×1000)
以短杆状及球杆状为主,未见芽孢

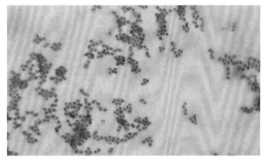

图 40-4　马红球菌改良抗酸染色(×1000)
可部分染成红色

【分析与体会】

　　红球菌属在自然界分布广泛,可以从土壤、水源、海洋环境以及吸血节肢动物的肠道分离到。红球菌属中最常引起人类感染的病原菌为马红球菌,由于它可引起马的肺部感染而得名[1]。该菌罕见于免疫力正常的人感染,常常引起免疫力低下人群感染,特别是如艾滋病、器官移植、恶性肿瘤、结核病等这些存在细胞介导免疫缺陷的患者[2]。本文患者总 B 淋巴细胞下降明显,CD4+ 细胞下降,可能是马红球菌感染的重要原因。

马红球菌在临床并不常见,主要的细菌学特点:羊血平板上菌落呈黏液状,触酶阳性;改良抗酸染色可部分染成红色;动力阴性,不发酵任何糖类,不能水解七叶苷,H$_2$S阴性。

马红球菌主要通过呼吸道传播,也可通过消化道和伤口污染而感染,所以该菌常引起呼吸道感染以及胸膜炎和败血症[3]。感染早期临床表现不明显,无特异性,不易引起医生注意,诊断较为困难。常见症状包括发热、咳嗽、疲劳,胸痛或轻微的呼吸频率增加[4,5]。该病例中,患者从事烧饼制作,可能通过与携带马红球菌的猪肉接触而感染,最终发展为马红球菌全身播散性感染,主要表现为败血症,肺部感染,颅内感染和肝脓肿。

绝大多数马红球菌分离菌株对万古霉素、红霉素、氨基糖苷类、喹诺酮类、利福平、氯霉素、碳青霉烯类和利奈唑胺敏感。由于马红球菌是兼性细胞内寄生菌,需要应用进入巨噬细胞的亲脂性抗菌药物,否则停用抗菌治疗后容易复发。联合应用抗菌药物和脓肿引流是治疗马红球菌感染的关键,最常用的联合方案包括利福平、万古霉素。由于万古霉素很难进入细胞内杀菌,治疗时需考虑联合红霉素、喹诺酮类、利福平等可以进入细胞内杀菌的抗菌药物。

【箴言】

认识马红球菌及其导致感染性疾病的临床特点,才能更好诊治疾病;同时组织穿刺标本做微生物镜检与培养对感染性疾病诊断至关重要。

参考文献

[1] 陈东科,孙长贵. 实用临床微生物学检验与图谱. 北京:人民卫生出版社,2011:297.

[2] Kamboj M,Kalra A,Kak V,*Rhodococcus equi* brain abscess in a patient without HIV. J Clin Pathol,2005,58(4):423-425.

[3] Weinstock DM,Brown AE. *Rhodococcus equi*:an emerging pathogen. Clin Infect Dis,2002,34(10):1379-1385.

[4] V. Guyssens,L. Vandekerckhove,I. Colle,et al. Invasive infection with *Rhodococcus equi*-two case reports and review of literature. Acta Clinica Belgica,2010,65(4):271-275.

[5] Arya B,Hussian S,Hariharan S. *Rhodococcus equi* pneumonia in a renal transplant patient:a case report and review of literature. Clin Trans-plant,2004,18(6):748-752.

(黄金伟,邮箱:jinwei1314w@aliyun.com)

41. 万古霉素身边的行走者

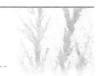

【案例经过】

患者,男性,45岁,2009年出现肝硬化、乏力、腹痛、腹水,HBV阳性。2010年7月接受肝移植手术。术后3个月,患者出现上腹部不适、黄疸和反复发热。血清胆红素水平升高。2010年11月,血氨达47μmol/L,并出现肺部感染。于2011年2月进行同种异体活体肝移植。由于患者的凝血功能缺陷,手术同时输入红细胞悬液和血小板,术中在右肝部放置3根引流管,术后送入ICU。免疫抑制法控制排斥反应,头孢他啶(2g,tid,IVGTT)和万古霉素(1000mg, bid,IVGTT)抗菌治疗,中央静脉导管肠外营养支持。

术后 9 天,出现大量腹水,抽取腹水细菌培养,结果为阴性。术后 18 天,患者发热至 39℃,血常规检查白细胞 15.0×10^9/L,中性粒细胞 93.7%,血液生化肝功能检查正常。于不同时段分别做了 3 次血培养,培养阳性,经 VITEK 2 系统细菌鉴定结果为乳酸明串珠菌(*Leuconostoc lactis*)(图 41-1~ 图 41-3)。药敏结果显示阿奇霉素、红霉素、四环素和林可霉素敏感,头孢噻肟中介,万古霉素、头孢吡肟及头孢曲松耐药。随后腹水培养抗万古霉素肠道球菌(VRE)阳性。由于该患者在转入 ICU 前,VRE 显色培养基筛查阴性,推测为院内感染。经过 10 天的利奈唑胺(0.6g,bid,IVGTT)治疗,患者的体温回到正常,腹水细菌培养转阴。1 个月后,患者恢复出院。

【形态学检验图谱】

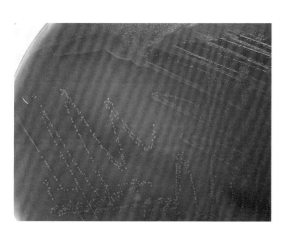

图 41-1 明串珠菌菌落形态 1

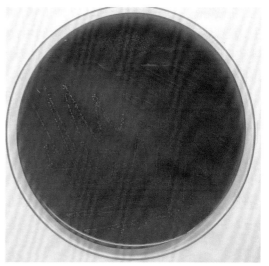

图 41-2 明串珠菌菌落形态 2

与图 41-1 均为典型的灰白色光滑型小菌落,α 溶血

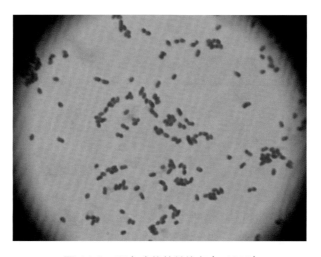

图 41-3 明串珠菌革兰染色(×1000)

【分析与体会】

　　明串珠菌属包含肠膜明串珠菌(最常见)、冷明串珠菌、肉明串珠菌、欺诈明串珠菌、嗜柠檬酸明串珠菌、阿根廷明串珠菌、假肠膜明串珠菌和乳酸明串珠菌8个种。是一类革兰染色阳性、球状(偶见杆状)、成对或链状排列、无动力、兼性厌氧、触酶阴性,天然耐万古霉素的细菌,最适生长温度为20~30℃,常在奶制品及蔬菜中被发现,存在于人体的口腔、咽喉、胃、肠道及阴道中。是人体的正常菌群,通常不导致感染。在早产儿、口腔手术(例如拔牙)、胃肠道手术患者,大面积烧伤、器官移植和肿瘤等免疫系统低下者中容易导致血流感染。

　　明串珠菌属细菌致病力低,导致感染较为少见。近年来案例报道有逐年增多趋势,主要在血培养中被分离到。据报道,明串珠菌的感染大多发生在万古霉素治疗过程中,具体发生原因尚未明确。

　　肝移植是一个耗时较长的复杂手术,腹部器官长时间暴露,对患者免疫系统有较大打击,容易导致免疫力不足。且在该病例中,患者术后还安置了中央静脉导管,这些因素都是导致明串珠菌等弱毒力菌株感染的高危因素。另外,患者反复应用头孢他啶和万古霉素等抗菌药物,尤其是曾较大剂量使用万古霉素治疗,导致患者胃肠屏障功能受损,菌群失调,明串珠菌过度生长。由于患者术后长时间禁食,胃肠蠕动减慢,胃肠道毛细血管通透性改变,以及术后应激性溃疡等原因使得包括明串珠菌在内的肠道细菌有可能通过毛细血管进入腹腔,进入血液循环。患者随后的腹水培养中出现VRE也支持以上推断。

　　明串珠菌属一般对青霉素、氨苄西林、克林霉素、大环内酯类及氨基糖苷类药物敏感。可选用青霉素治疗。但应注意患者是否并发其他感染,应结合患者实际情况选择抗生素。另外,由于测试中发现该菌对碳青霉烯类药物有较高的MIC,实际治疗效果可能欠佳,因此不推荐该类药物。

【箴言】

　　明串珠菌感染机制有待明确,免疫能力低下患者颅内感染、腹腔感染、胸腔内感染、骨髓感染及菌血症中出现频率较高,与万古霉素使用密切相关。青霉素体外敏感性优于碳青霉烯类,微生物实验室诊断对临床治疗有重要意义。

(谢轶,邮箱:xie_yi_77@163.com)

42. 我弱敌就强,敌强我就弱——双相真菌

【案例分析】

　　患者,女性,30岁,3年前被确诊为急性粒细胞性白血病M2型(AML-M2)。应用DA方案(道诺霉素:第1天80mg,第2天和第3天60mg;Ara-C:150mg/d,共7天)3个疗程和IDA方案(去甲氧柔红霉素:第1天20mg,第2和第3天60mg;Ara-C:150mg/d,共7天)1个疗程

化疗后完全缓解。后保持常规的化疗:QA 方案(米托蒽醌 + Ara-C)4 个周期,HA 方案(高三尖杉酯碱 + Ara-C)3 个周期,Ara-C 中等剂量 5 个周期,IDA 方案 2 个周期。完全缓解 14 个月后白血病复发,IDA 方案 1 个疗程后第 2 次完全缓解,达难治性贫血诊断后进行兄弟姐妹间单纯 HLA 造血干细胞(HSC)移植配型。在输注造血干细胞后实施化疗方案 BFA(氟达拉滨 + 白消安 + 环磷酰胺)的调节,为了预防移植物抗宿主病(GVHD),给予结合抗胸腺细胞球蛋白(500mg)、甲氨蝶呤(MTX)和静脉注射免疫球蛋白(IVIG)等治疗。

　　移植后 14 天,患者外生殖器部位开始出现 3 度溃疡,测量直径 1~1.5cm,位于大阴唇、小阴唇和阴道前庭,病变部位充满黄色和白色的分泌物并且周围皮肤充血性肿胀,溃疡底部可见血液渗出,排尿时溃疡部位疼痛,患者无发热、外阴瘙痒、灼烧感或局部干燥。取溃疡分泌物于 29℃做真菌培养,3 天后在沙保罗葡萄糖琼脂(SDA)培养基上长出酵母样真菌菌落,在马铃薯葡萄糖琼脂(PDA)培养基上菌落特征与 SDA 上类似。6 天后菌落显示略粉红色,表面干燥并有褶皱(图 42-1),鉴定为双向真菌 *Pseudozyma aphidis*。取菌落直接镜检及染色镜检,形态特征如图 42-2、图 42-3。体外抗真菌最低抑菌浓度(MIC)敏感性测试(法国梅里埃 ATB™ FUNGUS3)结果显示:*Pseudozyma aphidis* 对两性霉素 B、氟康唑、伊曲康唑和伏立康唑敏感,但对 5- 氟胞嘧啶耐药。根据抗真菌药敏感性结果采用静脉注射两性霉素 B(30mg/d,1 次 / 日)并局部使用硝酸咪康唑,抗真菌治疗 2 周后,出现肾功能障碍,将两性霉素 B 改为伊曲康唑(200mg/d,1 次 / 日),疼痛和分泌物逐渐减轻,患者出院后口服伊曲康唑(200mg/d,1 次 / 日),2 个月后,所有溃疡完全愈合。

【 形态学检验图谱 】

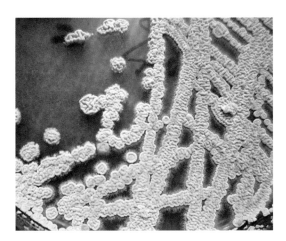

图 42-1 *Pseudozyma aphidis* 菌落形态
Pseudozyma aphidis HX6610 在 SDA 29℃培养 6 天后,菌落略显粉红色,表面干燥并有褶皱

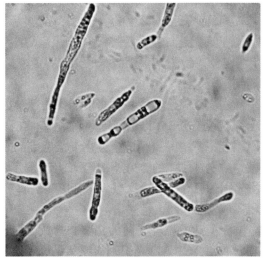

图 42-2 *Pseudozyma aphidis* 湿片镜下形态(×40)
该菌营养细胞生长在 SDA 29℃时呈现的长轴形孢子

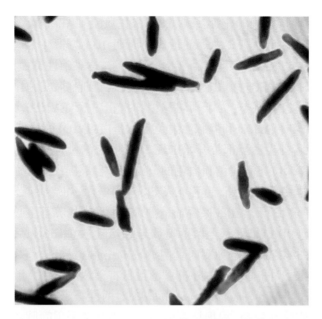

图 42-3　*Pseudozyma aphidis* 革兰染色镜下形态（×40）

【分析与体会】

血液学的恶性肿瘤患者,因频繁的化疗和免疫抑制治疗,往往会出现中性粒细胞减少,最常见的并发症之一是中性粒细胞减少性感染。口腔黏膜、消化道和阴道是酵母样真菌容易感染的部位,如果不及时治疗,这些病原菌就会侵入黏膜下,并进入血液。因此,对于免疫缺陷患者来说,尽早识别和控制感染至关重要。

Pseudozyma aphidis 属于黑粉菌属双相性真菌,该类真菌经常导致农业植物感染,很少导致人类感染。在本病例中,我们从患者外阴及肛周分泌物分离并鉴定出 *Pseudozyma aphidis*,未找到其他有价值微生物,治疗效果也显示 *Pseudozyma aphidis* 可能为真正的导致继发感染的病原菌。据文献报道黑粉菌属引起人类感染最常见的感染形式是经血液感染,由中央静脉导管（CVC）引起。该菌株从化疗和免疫抑制治疗的急性粒细胞白血病患者溃疡创面中分离到,属于首次报道。

在血液肿瘤患者各种真菌感染的危险因素中,同种异体骨髓移植和异基因外周血造血干细胞移植（PBSCT）的风险因素最高。在我们收治的该 PBSCT 的患者,其双相真菌感染的原因还不清楚。由于该菌存在于被感染的农作物上,作为一名农妇,接触染病农作物,被该菌感染也是可能的。另外,由于治疗削弱了免疫系统,摄入染菌的玉蜀黍类食物还可能是该类真菌的另一个感染途径。尽管该病例属于外阴及肛周局部感染,但如果不进行及时处理,很可能发展为侵入性感染。

人类感染该类真菌的几率非常低,而且短疗程的抗真菌治疗通常有效,尤其是伊曲康唑、两性霉素 B。准确识别病原菌是诊断该类真菌感染的前提。然而,根据以往数据鉴别该类真菌极其困难,很少有关于该类真菌形态特征的描述。在我们的病例中,该菌在 SDA 和 PDA 上的陈旧培养物形成表面干燥、有褶皱的酵母样真菌菌落,菌落略微粉红或偏棕黄色;

镜下形态表现为长轴形芽生孢子是该类真菌的两个重要的形态特征。此外,DNA测序对真菌物种的基因型确认是有必要的。在文献中,该菌主要从中央静脉导管(CVC)、血液和脑脓肿等标本中被分离到。而该病例说明,皮肤黏膜感染可能是该类真菌的另一种感染类型,提示我们需要对免疫力低下患者的皮肤黏膜加强管理,以预防 AML 患者继发该类真菌的感染。

【箴言】

黑粉菌属变种酵母样属属于黑粉菌亚纲子类,其中包括超过1400个种,约70个属。主要引起小麦黑穗病、玉米和草的感染。很少记载该类真菌会引起人类感染。通过该病例,我们得出,即使是罕见不导致常人感染的真菌,在诸如 AML 患者化疗后以及干细胞移植后的免疫抑制治疗中也可能导致感染。

(谢轶,邮箱:xie_yi_77@163.com)

43. 早一点:好的不止一点点

【案例经过】

患者,男性,80岁,因反复咳嗽、咳痰、心累气紧2年,加重10天到当地县医院住院治疗,采用哌拉西林/他唑巴坦以及头孢哌酮/舒巴坦治疗,住院15天症状无改善,病情加重后转入我院治疗。入院时患者症状:咳嗽、咳痰、心累气紧,伴胸痛;查体:桶装胸,听诊闻及双肺湿啰音以及散在干鸣。白细胞 $33.2×10^9$/L,中性粒细胞分类95.1%,CRP 181.0mg/L,低蛋白血症,肝功能与心肌酶谱均存在不同程度异常。胸部 CT 显示双肺广泛分布结节状改变,多处空洞形成(图43-1)。初步诊断为侵袭性肺真菌病,肺源性心脏病。采集痰液送痰涂片及培养(图43-2~图43-10),回报结果烟曲霉菌及醋酸钙不动杆菌。采用伏立康唑联合米诺环素抗感染,并针对肝功异常及心肌损伤对症治疗,输注人血白蛋白提高患者免疫力。但随后多次痰培养仍然分离出烟曲霉菌。患者于转入我院6天后出现呼吸衰竭,呼吸性酸中毒,上呼吸机。由于患者白细胞总数、CRP 等炎症标记物持续上升,胸部 CT 片反映肺部感染进行性加重,怀疑存在 MRSA 等高耐药菌株混合感染的可能,再追加联合美罗培南与万古霉素治疗。但所有治疗措施均不能阻止病情的恶化,患者于转入我院8天后死亡。

【形态学检验图谱】

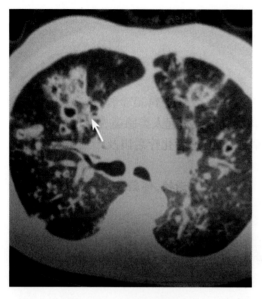

图 43-1　肺曲霉胸部 CT
片中可见大片结节状病变,以及散在的空洞改变

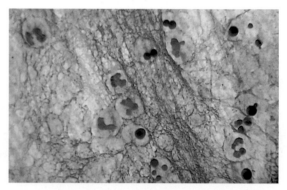

图 43-2　痰涂片革兰染色 1(×1000)
中性粒细胞出现退性形变现象之一:核固缩

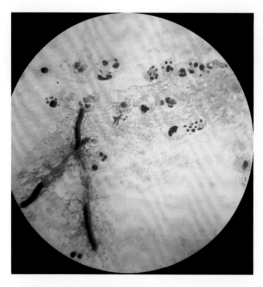

图 43-3　痰涂片革兰染色 2(×1000)
退性形变现象之二:核碎裂

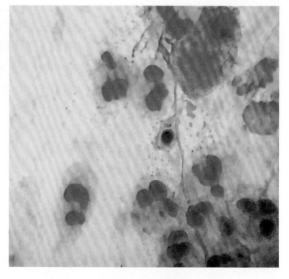

图 43-4　痰涂片革兰染色 3(×1000)
可见曲霉菌孢子

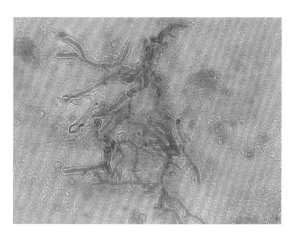

图 43-5　痰涂片棉兰染色(×1000)
可见曲霉菌菌丝

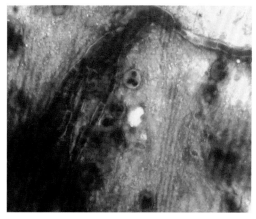

图 43-6　痰涂片革兰染色 4(×1000)
可见曲霉菌菌丝被大量中性粒细胞所包裹

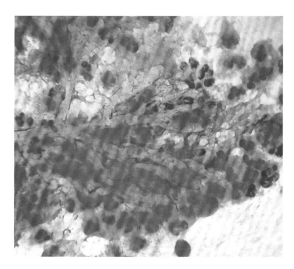

图 43-7　痰涂片革兰染色 5(×1000)
可见大量炎性团块包裹物内为树杈状不着色的曲霉菌
菌丝,常见于治疗后的曲霉菌感染患者

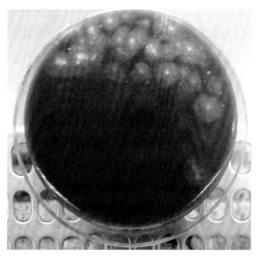

图 43-8　菌落形态 1
巧克力培养基上 5%CO_2 环境,35℃,48 小时的痰
培养,可见典型丝状真菌菌落

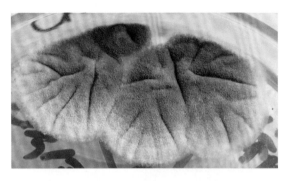

图 43-9　菌落形态 2

CHROMagar 念珠菌显色培养基上 28℃,80% 相对湿度,培养 72 小时的曲霉菌菌落

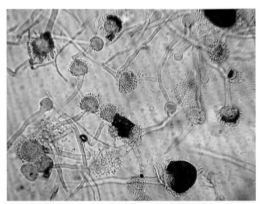

图 43-10　菌落涂片乳酸酚棉兰染色

取自 CHROMagar 念珠菌显色培养基上菌落,用透明胶带法作的乳酸酚棉兰染色,具有典型烟曲霉菌的形态特征

【分析与体会】

肺曲霉菌病根据临床表现以及疾病发生特点分为 4 型:肺曲霉球、变态反应性曲霉病、支气管 - 肺炎型曲霉病,以及继发性肺曲霉病。

其中肺曲霉球是最为常见的类型,早期病灶小而局限,患者多数无明显症状,可能仅仅只有结节状或斑片状改变,典型病例有空洞形成,排菌少或几乎不排菌,采用痰培养不能诊断,只能通过 CT 影像提示("新月征"以及随着患者体位变化出现"钟摆"样活动),以及肺穿活检病理组织切片确诊。并且由于常常合并细菌感染,极易漏诊与误诊。我们通过近年来的研究发现,对于局灶性肺曲霉菌感染(即肺曲霉球),尽管早期查不到菌丝,但显微镜下中性粒细胞的核固缩却比较常见。这是一种由曲霉菌细胞毒素导致的退形性变。尽管中性粒细胞的核固缩不是曲霉菌的特有表现,但只要是曲霉菌感染就几乎会无一例外的表现出核固缩。因而观察核固缩对于诊断菌丝缺乏的曲霉菌感染具有重要价值。

曲霉菌气道定植后形成气道菌落,孢子会很快产生,产生的孢子会随气流进入毛细支气管和肺泡,反复刺激肺组织中的免疫细胞,形成相关的 IgE 抗体,诱发变态反应,导致哮喘的发生,并参与慢性支气管炎的急性发作。这就是临床熟知的过敏性肺曲霉病。这类疾病一般缺乏特异性的放射影像改变,通过激素治疗后患者症状可迅速缓解,同时由于常常合并其他细菌感染而被掩盖,容易被临床说漏诊。尽管痰培养常常阳性,也能通过涂片发现曲霉菌菌丝及特征性孢子,但由于激素治疗有效,合并其他细菌感染后抗生素治疗有效,因而往往被误认为污染或定植菌而造成人为漏诊。

支气管 - 肺炎型曲霉病是侵袭性肺曲霉病中预后最差的感染性疾病。根据放射影像学表现,可呈现结节性(伴 halo 晕轮征)、空洞性(伴新月征)以及弥散性病变。影像学具有一定诊断价值。该类患者的痰涂片大多能见到典型菌丝,培养也能分离出曲霉菌。然而,部分患者——尤其是已经采用伏立康唑等抗真菌药治疗的患者,涂片可能见不到菌丝,或者菌丝成为不着色的"鬼影",培养可能分离不到曲霉菌,因此痰培养有一定的漏诊率。

曲霉菌也是常见的院内感染菌,导致血液患者、器官移植患者、肿瘤患者以及 ICU 中危重感染需要采用激素治疗患者的继发性感染,感染类型通常为侵袭性(支气管 - 肺炎型)。

【箴言】

肺曲霉菌感染是一种严重的深部真菌感染,由于在症状典型前往往都经过了漫长的疾病进展期,一经确认几乎就已经不治,死亡率极高。故早期诊断,早期治疗非常重要。

参考文献

[1] 王端礼,李若瑜,王爱平 . 医学真菌学——实验室检验指南 . 北京:人民卫生出版社,2005.
[2] 陈东科,孙长贵 . 实用临床微生物检验与图谱 . 北京:人民卫生出版社,2011.
[3] Murray PR. Manual of clinical microbiology. 9th ed. Washington DC:American Society for Microbiology,2007.

(卢先雷,邮箱:LXLLHLHY2@hotmail.com)

44. 让隐球菌无处可隐

【案例经过】

患者女性,43 岁,因反复头痛加重半年,出现恶心呕吐 20 天入院治疗。典型症状为头痛、恶心呕吐、视物模糊、全身乏力、夜间盗汗及午后潮热,体重进行性减轻。神经系统查体,脑膜刺激征阳性,颅内高压。遂作腰穿采集脑脊液送检,在液体常规室发现疑似隐球菌,请微生物室会诊。离心沉渣墨汁染色下发现典型的荚膜宽厚的新型隐球菌孢子(图 44-1),初步诊断为隐球菌脑膜炎,建议临床采集患者血液送免疫室查 HIV。于次日报告 HIV 初筛阳性,后经 CDC 确认为 HIV 感染者。在获得初步诊断结果后,临床立即采用两性霉素 B 脂质体治疗。在患者入院的第 4 天,微生物室报告脑脊液培养分离出新型隐球菌,两性霉素 B 敏感(图 44-2~ 图 44-4),且在随后的血培养中也分离到新型隐球菌,隐球菌性脑膜炎诊断成立。患者于入院后第 9 天转入传染病院专科治疗。

【形态学检验图谱】

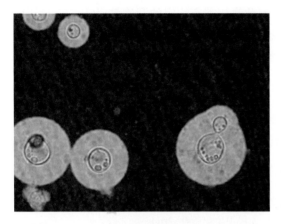

图 44-1　脑脊液沉渣墨汁染色（×1000）
镜下可见典型的厚重荚膜，并有芽生孢子存在

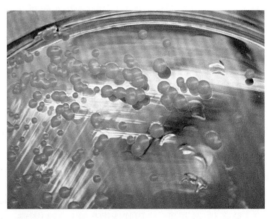

图 44-2　在 CHROMagar 念珠菌显色培养基上的菌落形态

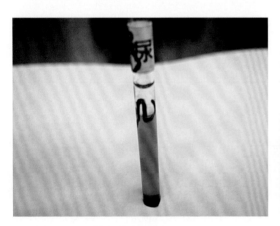

图 44-3　尿酶试验阳性

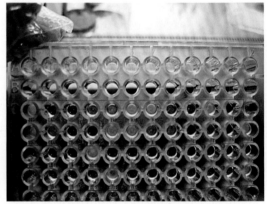

图 44-4　同化试验与药敏试验
孔内混浊者为阳性生长

【分析与体会】

　　新型隐球菌感染常常出现在免疫功能低下的患者中，尤其是 HIV 感染与该菌的感染具有极高的相关性。其典型的临床症状主要是头痛、恶心呕吐、视物模糊、全身乏力、潮热盗汗，体重进行性减轻。神经系统查体，脑膜刺激征阳性、颅内高压为典型表现。采集脑脊液离心沉渣墨汁染色查见具有特征性宽厚荚膜的芽生真菌孢子即可确认。在系统鉴定方面，尿酶阳性、咖啡酸 - 枸橼酸铁酚氧化酶阳性是其重要的特点。需要注意的是该菌对氟康唑天然耐药，无论体外试验结果如何，都不得采用氟康唑治疗。两性霉素 B 脂质体是最佳药物。但治疗周期较长，往往需要至少 6 个月的治疗时间。由于两性霉素 B 肝毒性较强，治疗过程中需密切监控患者肝功能改变情况。

【箴言】

典型症状加上及时的脑脊液检查是发现新型隐球菌的不二法门,脑脊液常规检查时如果发现类似于间皮细胞的具有大而明显空泡结构的"细胞"时,一定记得通知微生物室及时会诊。

（卢先雷,邮箱:LXLLHLHY2@hotmail.com）

45. 肝硬化患者隐球菌肺炎

【案例经过】

患者,男性,62 岁,基础疾病肝硬化;既往史:特发性血小板减少性紫癜。因咳嗽、咳痰入院治疗。查体发现皮肤出现瘀斑、瘀点,考虑为肝硬化后脾功能亢进所致。肺部听诊仅呼吸音粗,无干湿啰音。WBC $1.2×10^9$/L,PLT $26×10^9$/L。胸部 CT 显示右肺上叶、下叶前、后、外侧及肺门等多数存在结节性病灶。右侧胸膜增厚,胸腔积液。初步诊断为肝硬化合并肺部感染。送检痰培养后,采用头孢哌酮/他唑巴坦经验性治疗。抗生素应用后的第 2 天患者开始发热,体温 38.5℃。邀请呼吸科会诊后考虑侵袭性肺真菌感染。痰涂片查见大量酵母样真菌孢子,位于脓细胞内,怀疑为隐球菌(图 45-1,图 45-2)。痰培养分离出新型隐球菌。临床根据药敏结果选用两性霉素 B 脂质体治疗,病情得到控制。由于患者基础情况复杂,又合并隐球菌感染。建议患者到上一级医院继续治疗,遂办理转院。

【形态学检验图谱】

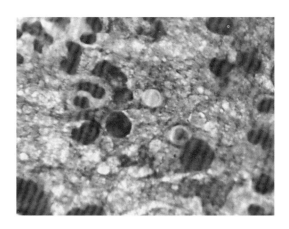

图 45-1　痰涂片革兰染色 1(×1000)
胞外新型隐球菌,具有明显的荚膜

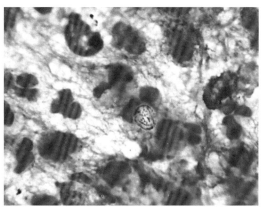

图 45-2　痰涂片革兰染色 2(×1000)
胞内新型隐球菌,菌体明显膨大,且着色偏浅,而中性粒细胞核被排挤到细胞边缘

【分析与体会】

欧美文献显示,在真菌性肺炎中,各种常见真菌病原体排名依次为:曲霉菌、卡氏肺孢子虫、新型隐球菌、接合性真菌(主要是毛霉菌)[1]。然而,这些病原体的确诊需要组织病理学,这在国内医学技术条件下无法做到。真菌培养由于容易受到污染而令其价值备受质疑。在微生物室中,曲霉菌还容易见到,卡氏肺孢子虫在 HIV 等免疫低下人群中也容易被查见,然而新型隐球菌却非常罕见。这与隐球菌主要导致局灶性炎性结节,包裹感染灶,排菌较少有关[2]。

本案例中,新型隐球菌在痰液涂片中的典型特征是菌体大,着色较浅,有荚膜,胞内胞外均可见,胞内菌形成明显占位表现,特征容易辨认。

【箴言】

重视形态学,坚持直接涂片染色镜检,不仅可以提高微生物检验报告质量,减少垃圾报告的发出,对于罕见病原体的发现、诊断与鉴别诊断均也具有重要意义。

参考文献

［1］NSM:Investigation of Bronchoalveolar Lavage,Sputum and associated specimens. Standards unit,Department for Evaluation,Standards and Training Centre for Infections,BSOP 57i2,2.

［2］曹彬,蔡柏蔷,王辉,等.肺部真菌感染 152 例病原谱再评价.中华结核与呼吸杂志,2007,30(4):279-283.

(卢先雷,邮箱:LXLLHLHY2@hotmail.com)

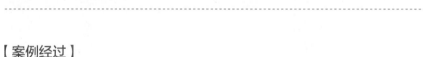

46. 光滑念珠菌致外阴脓肿

【案例经过】

患者为已婚女性,33 岁。因外阴肿痛,包块入院治疗。查体无异常,行妇科检查时发现左侧外阴肿胀,皮下有包块,鸡蛋大小,触之有波动感。包块周围外阴红肿疼痛,前庭大腺体积增大。初步诊断为前庭大腺脓肿,安排脓肿穿刺术,引流出脓液,送脓液涂片(图 46-1,图 46-2)及培养,培养鉴定结果为光滑念珠菌,除氟康唑耐药以外,其他常用抗真菌药均敏感。脓肿引流后包块逐渐破溃,肿胀减轻。患者血常规等辅助检查均无明显异常,治疗以外阴局部冲洗消毒为主,以甲硝唑静脉给药抗感染治疗,但未用抗真菌药。住院治疗 3 天后出院。

【形态学检验图谱】

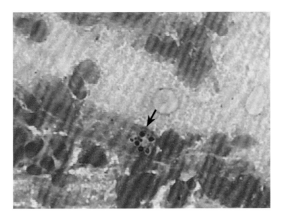

图 46-1　脓肿直接涂片革兰染色 1（×1000）
箭头标记处为胞外的念珠菌孢子

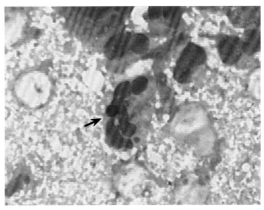

图 46-2　脓肿直接涂片革兰染色 2（×1000）
箭头标记处为脓细胞内念珠菌孢子，由于受溶酶以
及细胞膜阻隔作用，孢子染色明显偏淡，菌体膨大，
脓细胞核也被挤到一旁

【分析与体会】

　　前庭大腺脓肿以厌氧菌、大肠埃希菌、化脓链球菌、金黄色葡萄球菌等细菌感染为主，由念珠菌导致感染者罕见。当抗生素治疗效果不好时，应考虑该类病原体感染的可能。直接涂片是快速诊断该类不常见微生物感染的有效手段。

　　在治疗策略上，对于粒细胞数量及功能正常者，常常不需要使用抗真菌药物。这类较为表浅的腺体脓肿通常以疏通腺管以及引流排脓为主；如果存在腺管畸形，反复发作，可以考虑手术切开，甚至腺体摘除。术后局部使用消毒药物冲洗，防止继发细菌感染，即可很快痊愈。

【箴言】

　　不要忽视直接涂片的诊断能力。

（卢先雷，邮箱：LXLLHLHY2@hotmail.com）

47. 危险的"幽灵"：耶氏肺孢子菌

【案例经过】

　　患者，男性，25 岁。2010 年 7 月因慢性肾衰在我院做肾移植手术，手术非常成功，术后

1周虽然肾功能还有些轻度异常,患者还是带着医生开的抗移植排斥反应药物高高兴兴回家了。2010年11月16日,患者发现尿中带血,逐渐地呼吸也感到不那么顺畅,体温也有些高,急忙在家人陪同下再次入住我院泌尿外科。经验性抗生素治疗和全面的病原学检查开始了,肺部CT发现两肺毛玻璃样改变而且进展迅速,病毒学检查CMV-PCR阴性,TB-PCR阴性,抗生素治疗未见好转,呼吸困难进一步加重。实验室检查发现白细胞计数8.1×10^9/L,中性粒细胞61%,痰培养未发现有意义的病原菌,血培养也未培养出细菌。痰及肺泡灌洗液也没发现抗酸杆菌。CRP 238mg/L,LDH 2250IU/L,肌酐200μmmol/L。结合影像学表现,呼吸科会诊考虑肺孢子菌感染可能,建议复方磺胺治疗。我们将痰涂片做了六胺银染色,发现典型的肺孢子菌(图47-1,图47-2)。自此病原已经明确,10月27日开始使用复方SMZ 3片,每日3次,甲泼尼龙40mg12小时1次,结合其他支持疗法,到12月5日复查两肺病灶明显吸收。临床医生及时使用复方磺胺,患者病情得到控制,症状逐渐好转。

【形态学检验图谱】

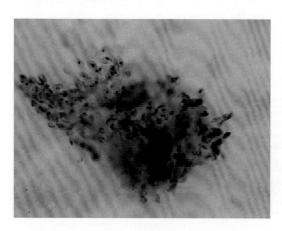

图47-1　痰涂片六胺银染色(×1000)

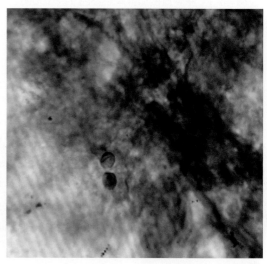

图47-2　痰涂片六胺银染色(×1000)

【分析与体会】

肺孢子菌属于非典型真菌,难以培养。感染人的是耶氏肺孢子菌,感染小鼠的是卡式肺孢子菌。主要感染人群是免疫力低下的患者,尤其是艾滋病患者、器官移植和肿瘤化疗的患者。肺孢子菌肺炎进展迅速,死亡率高,及时诊断治疗尤为重要。由于其难以培养,常用六胺银染色或亚甲蓝染色检查。

六胺银染色可见圆形的包囊结构,包囊壁易着色,囊内可见典型的括号样结构如图47-2,胞核被着色后如同眼睛,眉毛清晰可见如图47-1。

本例患者为肾移植患者,长期使用免疫抑制剂,正是肺孢子菌感染的高危人群,临床高度怀疑,复方磺胺治疗有效,唯一需要的是病原学支持。微生物检验者要想办法,帮助临床医生解决问题,付出终究会有回报。

【箴言】

标本直接涂片六胺银染色不仅能发现肺孢子菌,还能检出诺卡菌和其他真菌。

(鲁怀伟,邮箱:luhuaiwei6619@163.com)

48. 面部花斑糠疹:显微镜下一目了然

【案例经过】

来自安徽的患儿,张某,9岁。因为"面颊部色素减退斑2个月",来我院皮肤科门诊就诊。患儿2个月前于双侧面颊部出现数个境界不清的色素减退斑,皮损逐渐增多,不痛不痒,于外院就诊,诊断为"单纯糠疹",未予治疗,后皮损继续增多,境界逐渐清晰。患儿4个月前于南京市儿童医院被诊断为"过敏性紫癜性肾炎",予"泼尼松"60mg每日1次,"雷公藤多苷"20mg每日2次治疗,症状好转后"泼尼松"剂量逐渐递减,后来剂量维持在30mg每日1次,"过敏性紫癜性肾炎"病情尚稳定。笔者检查患儿皮肤发现:双侧面颊部轻度红斑上多个浅白色米粒至豆粒大的圆形色素减退斑,互不融合,被覆有细小糠秕状鳞屑,面部、四肢、胸背多毛(图48-1)。随即行真菌镜检发现:大量圆形或卵圆形芽孢子,聚集成堆(图48-2)。诊断:面部花斑糠疹。予患儿皮损处"联苯苄唑乳膏"外用,每周1次,4周后,面部皮疹大部分消失。

【形态学检验图谱】

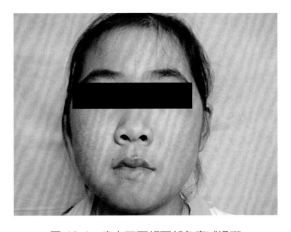

图 48-1　患者双面颊面部色素减退斑

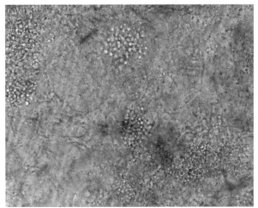

图 48-2　直接镜检发现镜下圆形或卵圆形芽孢子,聚集成堆

【分析与体会】

皮肤科的皮疹在初学者看来真是千变万化,正所谓"乱花渐欲迷人眼",往往会让人感

觉难以"一目了然",而陷入"一脸茫然"的困惑中。

皮肤科先贤有云:皮肤科医生至少应会用好两只眼睛,一只眼睛盯着皮疹,而另一只眼睛要盯着显微镜下。如果只是看该患者的皮疹首先让人考虑到单纯糠疹。单纯糠疹,好发于青少年,皮损为圆形和椭圆形淡红色或苍白色斑,表面覆有少量灰白色细小鳞屑,与本病例的表现极为相似,并且发病年龄也符合。但是与单纯糠疹不完全符合的地方在于患者皮肤红斑稍重。而白癜风和黑变病作为有经验的皮肤科医生也会考虑到。

在这种皮疹与多种诊断似与不似之间,我们应该想到,还有另外一只可以盯着显微镜下的眼睛可以用啊!虽然花斑糠疹好发于胸背部,发生于面部者极为罕见,但是这个患者有因"过敏性紫癜性肾炎"长期服用激素史,激素导致表皮细胞的更换周期延长,利于马拉色菌生长,故马拉色菌侵犯皮肤角质层所致的花斑糠疹应该是重要的候选诊断之一。这种皮疹的特异性诊断不仅是对皮肤科医生临床功力的考验,也对治疗方向有极为重要的指导意义:如误诊为单纯糠疹而予以激素药膏外用,必然加重马拉色菌感染而致皮损进一步加重。所幸的是,通过简单但是极为重要的皮屑直接镜检,我们诊断为面部花斑糠疹而给予抗真菌药物治疗,并获得显著地疗效。

【箴言】

复杂皮疹的特异性诊断有时仅需简单的直接镜检。

(周炳荣,邮箱:bingrong.2002@163.com)

49. 是什么悄悄蒙上了我的眼睛?

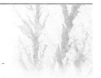

【案例经过】

患者,男性,40岁,5天前不慎有异物弹入右眼,具体异物不详,当时无明显不适,未予以处理,次日患者自觉右眼视力模糊,视力下降,畏光流泪明显,至当地医院就诊,检查后诊断右眼角膜炎,予妥布霉素地塞米松眼药水点眼,患者自觉右眼症状无明显缓解,现为求进一步诊治来我院就诊,门诊收住入院。入院后查体:一般状况可,心肺腹部未见异常。VOD HM/眼前 VOS 1.0 OD 结膜混合充血,角膜中央大片状圆形白色致密浸润灶(直径约 7mm),病灶周围毛糙。与周围正常组织界限尚清,病灶中央局部溃疡,前房尚清,深浅可,瞳孔圆,直径 2.5mm 光反应(+),晶体无混浊,眼底不入,OS 结膜无充血,角膜明,前房清,深浅可,眼底视盘界清,C/D=0.3,黄斑区中心凹反光存在,网膜平。辅助检查:眼压:15mmHg,右眼:Tn;左眼:Tn。实验室检查结果如表 49-1。

入院初期,临床经验性给予"左氧氟沙星眼药水"点眼,未见明显效果,患者诉右眼有刺痛感。为进一步明确病因,遂行角膜刮片,并立即送检,进行细菌涂片和培养(图 49-1~图 49-4)。涂片湿片高倍镜下可见菌丝和椭圆形孢子。培养菌落直接镜检可见菌丝透明、分隔、细和窄,聚集成束,分生孢子梗直立,侧生、长短不一、末端变细,在瓶梗顶点产生透明的分生

表 49-1　检查结果

标本类型	项目	结果	参考值	备注
全血	白细胞计数	$7.7×10^9/L$	$3.5~9.5×10^9/L$	
	中性粒细胞分类	71.2%	40%~75%	
血清	生化常规检查	未见异常		
	真菌 G 试验	>1000pg/ml	<10pg/ml	连续送检 2 次
尿液	常规检查	未见异常		
粪便	常规检查	未见异常		
	细菌学检查	详见下述		

孢子,分生孢子圆形或卵圆形,大小为 2~3μm,聚集成头状;其菌落在 CHROMagar 培养基上生长迅速,菌落扩展,呈灰绿色。根据该菌属的形态和菌落特点,判断为枝顶孢属真菌感染性角膜炎。临床治疗给予"0.15% 两性霉素眼药水"、"左氧氟沙星眼药水"点眼,"伊曲康唑胶囊"口服控制感染,1 周后患者情况稳定,白色致密浸润灶未见扩大,复查血象,各项指标有所好转。

【形态学检验图谱】

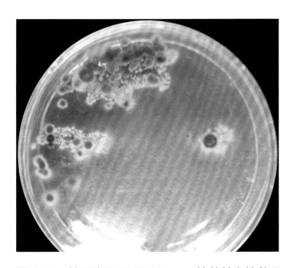

图 49-1　枝顶孢于 CHROMagar 培养基上培养 2 天菌落形态

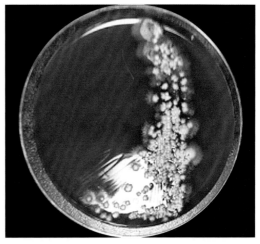

图 49-2　枝顶孢于 SBA 培养基上培养 2 天菌落形态

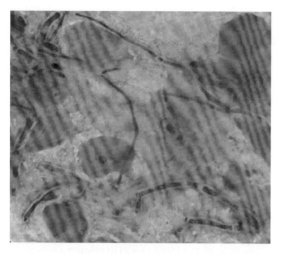

图 49-3　刮片革兰染色(×1000)

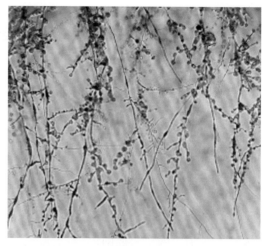

图 49-4　枝顶孢显微镜下形态特征(×100)

【分析与体会】

　　真菌性角膜炎是严重的致盲性角膜病之一,常见真菌致病菌为曲霉菌属、镰孢菌属、念珠菌属、青霉菌属和酵母菌属等,近年来随着糖皮质激素和抗生素的广泛应用,真菌性角膜炎的发病率有增加趋势[1],患者常有角膜损伤史,如角膜外伤史,尤其是植物性外伤史,以及角膜接触镜佩戴史。此类丝状真菌引起的角膜炎治疗效果较差,病情顽固,应尽可能早期诊断。该案例患者致病菌为枝顶孢属真菌,病情发展较快,早期眼部有轻、中度疼痛、畏光、流泪等刺激症状,随后视力下降,角膜病灶呈灰白色,光泽度差,溃疡表面干燥粗糙,继续发展病灶周围可见伪足或卫星灶形成严重者角膜变薄、穿孔。治疗上应用局部营养抗真菌药物频繁滴眼,包括多烯类、咪唑类和嘧啶类,根据病情需要可全身应用抗真菌药物。

　　目前,真菌性感染的实验室诊断方法还相对有限,近年来出现了如血清 G 试验、GM 试验等检测方法,但由于此类检测受到如蛋白质、抗生素等诸多因素的干扰,其阳性结果的特异性并不高[2],因此真菌性感染的实验室诊断还主要依赖于病灶的病原学检查。由于真菌的生长特点和形态的复杂性,对实验室人员检测水平也具有较高要求。有的真菌因生长缓慢而被过早弃去造成假阴性结果,实验室检验人员应与临床医师密切配合,及时了解患者的感染病因、病程、临床症状等,不要轻易放弃对病原菌的继续鉴定。重视将真菌的直接镜检和培养法结合的真菌学的基础检验才能更好地为临床服务,新的致病菌种的发现和正确鉴定均得益于基础真菌学检测手段的正确运用。

　　真菌性角膜炎的药物治疗也是临床难题之一,除缺少有效的抗真菌药物之外,缺乏有价值且使用便捷的抗真菌药物敏感试验也是重要原因,后者使得临床用药缺乏指导依据。目前眼科临床上抗真菌药物敏感试验尚未广泛开展,但随着真菌性感染发病率的逐年增高,致病真菌容易出现耐药性,使抗真菌药物敏感试验的重要性日趋增加。现已报道的抗真菌药敏试验方法主要有液基稀释法、琼脂扩散法(纸片试验)和 E-test 法[3]。从目前检测的不同致病真菌的药物敏感性分析,两性霉素 B 对于目前眼部感染的主要致病菌镰刀菌有较高的抑制性,对其他常见致病菌(除曲霉菌外)也有很强的抑制作用,同时由于其价格便宜,方便配制,因此建议可将其作为临床真菌性角膜炎的一线用药[4]。伊曲康唑对于镰刀菌效果不佳,但对曲霉菌有较强的抑制作用,对于临床感染较重或对两性霉素B不敏感的患者,可全身应用该药。临床医师在经验用药的同时应重视病原学检查,并根据病原学检查结果及时纠正临床用药方案。

【徐炜烽主任技师点评】

真菌性角膜炎是较常见的治疗棘手且致盲率高的眼部感染性疾患。在我国其发病率有逐年上升的趋势,临床在使用抗生素治疗感染性角膜炎时,如病情未减轻,反而加重时,应考虑有真菌感染的可能。掌握真菌性角膜炎的流行病学特征,尽早实施角膜等病患部位的病原学检查对疾病的早期诊断、治疗和预后至关重要。

参考文献

[1] 张文华.应重视感染性角膜病的综合治疗.中华眼科杂志,1998,34(1):5-7.

[2] Digby J,Kalbfleisch J,Glenn A,et al.Serum glucan levels are not specific for presence of fungal infections in intensive care unit patients. Clin Diagn Lab Immunol,2008,22:10(5):882-885.

[3] Qiu WY,Yao YF,Zhu YF,et al. Fungal spectrum identified by a new slide culture and in vitro drug susceptibility using E-test in fungal keratitis. Curr Eye Res,2005,30(12):1113-1120.

[4] Lalitha P,Shapiro BL,Srinivasan M. Antimicrobial susceptibility of Fusarium,Aspergillus,and other filamentous fungi isolated from keratitis. Arch Ophthamlol,2007,125(6):789-793.

(李情操,邮箱:582442405@qq.com)

50. 此法新型隐球菌的阳性率高得多

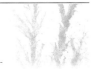

【案例分析】

上午正忙,神经内科一个年轻大夫拿着脑脊液径直来找我。她开门见山地说:"外院刚转来了一个6岁小孩,病情较重,家长非常着急,主任想让您帮忙尽快检查一下脑脊液。"

"请问患者什么情况?"

"患者以头痛、恶心、呕吐起病,有脑膜刺激征、发热,颅压410mmH_2O,脑脊液常规:白细胞310×10⁶/L,分叶核细胞65%,脑脊液生化:蛋白增高,葡萄糖、氯化物中度减低,影像学显示有脑膜强化,脑脊液抗酸染色阴性,外院怀疑结核性脑膜炎(结脑)抗结核治疗1周病情加重,出现抽搐症状。"

"有没有脑外结核灶,肺上有问题吗?血沉快吗?"

"未发现脑外结核灶,胸片未见明显异常,血沉正常。"

"我觉得隐球菌性脑膜炎可能性大,结脑几乎所有病例均有脑外结核灶,所以结脑可能性不大。现在的玻片离心涂片法无论是对结核分枝杆菌还是隐球菌的检查率都大大提高了,马上用此法对两种菌进行检测,您回去等电话吧。"

结果很快出来了,发现成堆的新型隐球菌,用瑞特-吉姆萨染液染出的隐球菌非常漂亮,像一个个长满毛刺的绒球(图50-1)。马上电话通知了病区。

【形态学检验图谱】

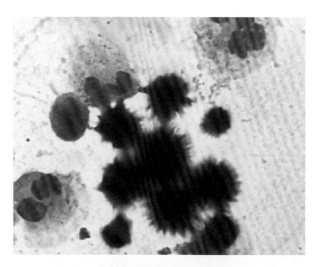

图 50-1 脑脊液涂片瑞特-吉姆萨染色(×1000)
图中所示为成堆的隐球菌

【分析与心得】

(1)近年来,由于广谱抗生素、肾上腺皮质激素、免疫抑制剂的长期广泛应用,隐球菌性脑膜炎的发病率明显增加。其诊断目前多采用脑脊液离心涂片墨汁染色,用高倍镜观察未被墨汁染色的隐球菌,易受白细胞的干扰而出现假阳性,此法早期的阳性率低,约为50%,极易误诊误治,晚期又缺乏强有力的药物治疗,很多患者未得到及时诊治而死亡。

(2)玻片离心涂片法检查隐球菌有其独特的优势,它收集脑脊液有形成分完全,没有离心涂片过程中隐球菌的损失问题,并且用瑞特-吉姆萨染液染色后用油镜观察,很容易观察到隐球菌圆形紫蓝色的菌体和有毛刺的荚膜,隐球菌特征明显,不会出现假阳性问题,文献报道其阳性率高达84%~100%。

(3)重视检验与临床的沟通,对于特殊患者临床应主动告知检验人员病情,这样才能做到有的放矢,减少盲目性,尽快使患者得以确诊。

(郑立恒,邮箱:zhengliheng2006@163.com)

51. 守得云开见真菌——新型隐球菌

【案例经过】

患者,男性,49 岁,因"发热伴头痛 7 天"入院,体温最高达 39℃,伴头痛,呈全颅针刺样头痛,食欲差,精神状态欠佳,既往高血压病史,BP 最高达 180/100mmHg,共济及深浅感觉正常,颈抵抗弱阳性,克氏征(+)。入院后检查:脑脊液常规:潘氏试验(+),体液白细胞计数 319.0×10^6/L,单核 66.20%,多核 33.80%;脑脊液 IgG 110mg/L,IgA 12.90mg/L,IgM 2.57mg/L;脑脊液生化:葡萄糖 3.6mmol/L,氯 108.1mmol/L,蛋白 1.24g/L。辅助检查:涂片未找到抗酸杆菌及真菌;结核特异性 γ 干扰素 172.28pg/ml,PPD 弱阳性。明确中枢神经系统感染,结核性脑膜炎。予以异烟肼、利福平、吡嗪酰胺抗结核治疗后,脑脊液常规中性粒细胞减少,细胞检查查见大量淋巴细胞。行腰椎穿刺协助诊断,抽取脑脊液进行培养:2 次脑脊液培养阳性,转种沙保罗平板后长出奶白色、黏稠、不透明的菌落(图 51-1),经鉴定和药敏试验后,为新型隐球菌,对两性霉素敏感。墨汁染色:镜下可见菌体呈圆形,周围有肥厚的荚膜,折光性强,菌细胞常有出芽,无菌丝或假菌丝(图 51-2)。

【形态学检验图谱】

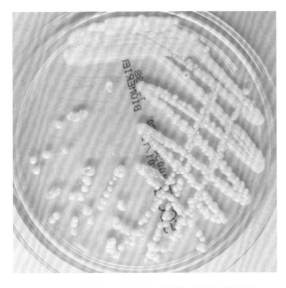

图 51-1 沙保罗平板上新型隐球菌菌落形态

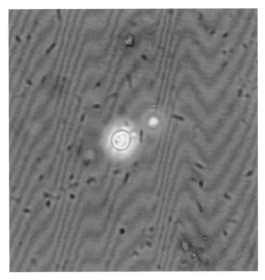

图 51-2 新型隐球菌墨汁染色镜下形态(×1000)

临床微生物检验图谱与案例

【分析与体会】

新型隐球菌是有荚膜的酵母样真菌,属于条件致病菌,菌体球形、较大,主要经呼吸道传播,隐球菌性脑膜炎为宿主免疫功能低下时经血传播侵袭中枢神经系统而引起。本病通常起病隐匿,进展缓慢呈进行性加重,常以低热、头痛、恶心、呕吐为首发症状[1]。

新型隐球菌脑膜炎的临床表现、脑脊液常规、脑脊液生化及头颅影像学检查均无特异性,早期误诊率、漏诊率高,脑脊液病原学诊断包括墨汁染色和(或)培养是确诊依据,脑脊液墨汁染色涂片简便易行[2],但阳性率低,本例中送检的脑脊液墨汁染色就未检出此菌,但两次送检的脑脊液培养均报阳性,且经分离培养鉴定为新型隐球菌,再挑取单个菌落进行墨汁染色,经多位检验人员反复确认,鉴定结果无误。尽管如此,但我们从接受标本到发出鉴定结果经历时间过长,且患者无典型临床表现,导致临床不能确诊新型隐球菌性脑膜炎。第一次送检的脑脊液直至血培养的第4天才报告阳性,于是我们按照正常程序发了初步报告:有菌生长。经转种血平板,培养3天后依然为细小菌落,涂片染色镜检也确认真菌,然而菌落太小,难以在细菌鉴定仪上进行鉴定及药敏。转种沙保罗培养基,培养3天后才有可见的菌落形态,涂片镜检后鉴定及药敏试验,确认为新型隐球菌。挑取单一菌落进行墨汁染色,可见典型的荚膜。第二次培养也是经历了7天才确认新型隐球菌生长的。因此在临床上应多次及早送检脑脊液标本,减少类似情况的发生,从而使检验与临床有效地结合,早诊断早治疗。

本例可疑为新型隐球菌感染,临床表现不典型,其脑脊液检查及临床表现均酷似结核性脑膜炎,极易误诊与漏诊[3]。发生原因可能为患者首先是中枢神经系统结核杆菌感染,机体免疫功能低下,在抗结核治疗同时,免疫功能受到进一步抑制,进而继发新型隐球菌感染。

【箴言】

新型隐球菌性脑膜炎发病初期新型隐球菌涂片镜检阳性率低,需多次进行墨汁染色提高检出率,目前临床上主要以脑脊液真菌培养为金标准,但其培养周期长,容易延误诊断与治疗。因此,临床上需提高警惕,及早、多次送检脑脊液标本进行涂片与培养,从而尽快诊断与治疗。

参考文献

[1] 石庆生,张志英,黄广丽,等.新型隐球菌脑膜炎4例临床分析.疑难病杂志,2011,10(11):860-861.
[2] 林文锋.结核性脑膜炎并发新型隐球菌性脑膜炎1例广东医学,2011,32(7):832.
[3] 黄涛,盛守权,陶四明,等.隐球菌性脑膜炎1例误诊原因分析.皖南医学院学报,2005,24(2):137-137.

(秦婷婷,邮箱:1013950550@qq.com)

52. 疟疾被误诊为感冒的教训

【案例经过】

急诊病历记载:患者家属口述,患者男性,32岁,10多天前从缅甸打工回国,1周前饮酒后出现发热、寒战、头痛等症状去某市级医院就诊,被诊断为感冒。其间患者进行血液常规检验3次,胸部照X线1次。经输液(用药不详)治疗1周无效后,病情加重,转入我院急诊科就诊。此时患者意识障碍,并出现抽搐,抽搐时双眼上翻,凝视,口吐白沫,唇周发绀,双手握拳,四肢抽动,呼之不应。

入院前查体:T 39℃,P 106次/分,R 25次/分,BP 110/60mmHg,昏迷状,检查不合作,双瞳等大约0.6cm,光反射迟钝,颈抵抗明显,双肺、心、腹、淋巴结、皮肤均无异常,膝、跟腱反射亢进,右侧巴氏征阳性。考虑为脑炎,腰穿检查脑脊液,穿刺成功测压力225mmH_2O,见清亮脑脊液流出,收集6ml,分别装入3只无菌试管,每管2ml,立即送检。脑脊液外观清亮透明,红细胞 $10×10^6$/L,白细胞 $10×10^6$/L,蛋白质0.49g/L,葡萄糖3.8mmol/L,氯化物121.5mmol/L,脑脊液沉淀物涂片,分别用墨汁、革兰和抗酸染色均未发现异常。临床诊断为病毒性脑炎入院。

入院后,血液常规检查:RBC $3.4×10^{12}$/L,HGB 107g/L,WBC $7.0×10^9$/L,PLT $19×10^9$/L,中性分叶核79%,中性带状核5%,淋巴细胞14%,单核细胞1%,嗜酸性粒细胞1%;血涂片查见大量疟原虫环状体(图52-1,图52-2),可见少量配子体(图52-2)。生化检测:总胆红素83.3μmol/L,结合胆红素30.3μmol/L,非结合胆红素53.0μmol/L,ALT 45IU/L,AST 128IU/L,总蛋白54.9g/L,白蛋白34.7g/L,球蛋白20.2g/L,尿素11.1mmol/L,肌酐157.8μmol/L。DIC检查:凝血酶原时间17.7秒,INR值1.57,活化部分凝血酶原时间78.5秒,凝血酶时间28.8秒,纤维蛋白原1.89g/L,D二聚体(+)。医生立即采取抗疟疾治疗,入院后第2天患者死亡。

【形态学检验图谱】

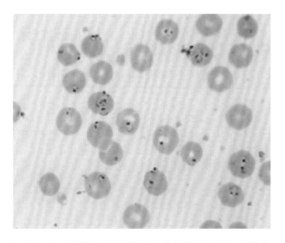

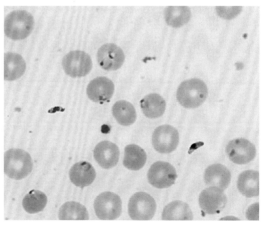

图52-1 外周血涂片(薄片)中恶性疟原虫环状体(×1000)

图52-2 恶性疟原虫环状体及配子体(×1000)

【分析与体会】

寄生于人体的疟原虫共有 4 种,包括恶性疟原虫(*Plasmodium falciparum*)、三日疟原虫(*Plasmodium malariae*)、卵形疟原虫(*Plasmodium ovale*)及间日疟原虫(*Plasmodium vivax*)。在我国以间日疟原虫和恶性疟原虫感染为主,其主要临床表现为发冷、发热。

疟原虫检查主要采用血液涂片染色检查,分薄片或厚片法。薄片法可鉴别疟原虫种类,厚片法增加检出率。疟原虫主要形态特征见表 52-1。

表 52-1　疟原虫主要形态特征

	间日疟原虫	恶性疟原虫	三日疟原虫	卵形疟原虫
环状体	核较大,胞质粗厚,常有伪足	核较小,胞质纤细,常见 2 个及以上寄生	核粗大,胞质常缩成圆形,拥抱于核周	与三日疟相似
大滋养体	虫体较大,胞质呈阿米巴运动,有薛氏点	外周血难查见	虫体常呈带状,胞质深蓝色,疟色素较多	虫体呈边缘锯齿状的圆形
裂殖体	有 12~24 个裂殖子	外周血难查见	有 6~12 个裂殖子,排列呈菊花状	有 6~16 个裂殖子
配子体	雌性核偏于一侧,致密;雄性位于中央,疏松	雌性呈新月形,雄性呈腊肠形	与间日疟相似	与间日疟相似
疟色素	黄绿色,短杆状	散在呈金黄色,集成团块呈黑褐色	棕黄色,粗砂粒状	黄褐色,砂粒状

疟疾因症状与感冒相似,被误诊为感冒造成严重后果的病例时有发生,一定要重视对来自疫区患者的血涂片人工镜检。在查阅该患者病历时,发现在患者被误诊为感冒期间,经历 3 次血液常规检验,均未进行人工复片,这是造成疟原虫漏检导致误诊误治,最终使患者死亡的主要因素。后来,还遇到过类似的病例,这是临床检验工作者的耻辱。

如果患者来自疟原虫疫区,出现发热、寒战等临床症状,医生应该为患者申请疟原虫检查;临床检验工作者在制定复片规则时,应该增加对有发热、寒战等症状患者的血液常规检查进行人工复片,以免造成疟原虫漏检,导致误诊和漏诊,危及患者生命安全。

（曾素根,邮箱:zsg8077118@163.com）

53. 藏匿于血液中的隐形杀手:卵形疟原虫

【案例经过】

患者为中年男性,因"反复发热伴寒战 4 天"前来就诊。患者自诉:4 天前不明原因反复发热,无规律性,在家自测体温最高时可达 39.5℃,同时伴头痛、畏寒、寒战,每次发作后均有出汗,无尿频、尿急、尿痛,无咳嗽、咳痰。自发病以来,精神、饮食、睡眠差。曾于院外治疗(具体治疗方案及药物不详),无明显疗效,遂前往我院就诊。既往史:1 年前患者曾前往非洲几内亚从事户外工作,因被蚊虫叮咬后感染疟疾,已治愈。近期无外出史,输血史,家人亦无相同症状者。

入院查体:体温 37.7℃,心率 90 次 / 分,皮肤黏膜无黄染,无瘀点、瘀斑,巩膜无充血水肿,全身浅表淋巴结未扪及,扁桃体无肿大,腹部平软,全腹无压痛,反跳痛及肌紧张,肝脾未扪及肿大。B 超检查未见异常。实验室检查结果如下:血常规:WBC 5.4×10^9/L,N 66.2%,L 20.5%,RBC 4.1×10^{12}/L,HGB 111g/L。CRP<1mg/L。血培养阴性。厚血涂片查疟原虫阴性。大小便常规等未见异常。初步诊断:发热原因待查,疟疾复发? 患者血常规检查白细胞总数及中性粒细胞数正常,CRP 正常,培养阴性,且无尿路感染、胆道感染及呼吸道症状,目前暂不考虑细菌感染。患者有高热、寒战、出汗等与疟疾感染极为相似的临床表现,1 年前曾有疟疾感染史,因此高度怀疑疟疾复发。但患者发作周期不规律,无贫血、无黄疸、无肝脾肿大又不太支持。

为提高检出率,临床每 12 小时采集一次血液样本,涂片后瑞特 - 吉姆萨染色镜检。在连续送检 3 次后有了发现:油镜下,红细胞形态无明显异常,但白细胞有核固缩,异常核分裂等现象。红细胞内找到小滋养体(环状体),胞质深蓝色,环较粗壮,形似戒指,红细胞内可见粗大的薛氏小点(图 53-1)。余下各期形态均可见到,依据其形态特征,判断为卵形疟原虫(图 53-2~ 图 53-12)。后经当地 CDC 确认。结合以上资料,该患者最终确诊为输入性卵形疟疾病例,经正规治疗,现已痊愈。

【形态学检验图谱】

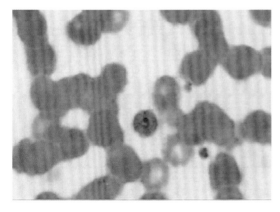

图 53-1　早期滋养体(环状体)(×1000)
胞质深蓝色,环较粗壮,红细胞内可见粗大的薛氏小点

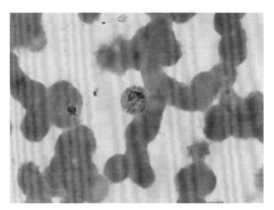

图 53-2　发育中滋养体(×1000)

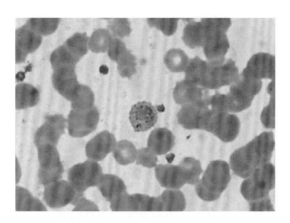

图 53-3　晚期滋养体(×1000)
圆形,空泡不显著,疟色素较少,粗大

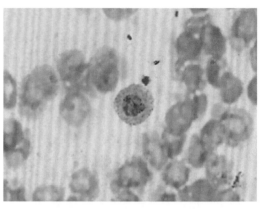

图 53-4　裂殖前期 1(×1000)

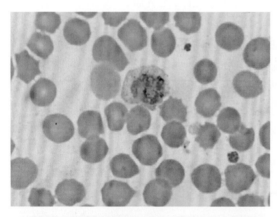

图 53-5　裂殖前期 2(×1000)
与图 53-4 均为虫体圆形或卵圆形,空泡消失,核开始
分裂,疟色素开始集中

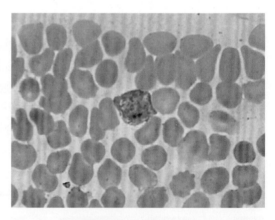

图 53-6　裂殖中期 1(×1000)

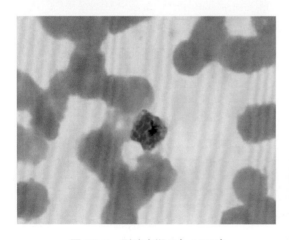

图 53-7　裂殖中期 2(×1000)

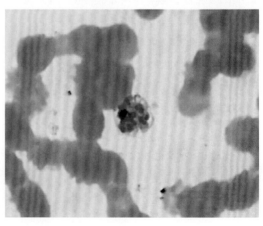

图 53-8　裂殖后期 1(×1000)

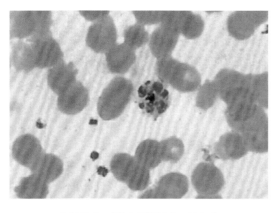

图 53-9　裂殖后期 2(×1000)

与图 53-8 均为裂殖子集中在中央排成一环,疟色素集中在一侧或中央

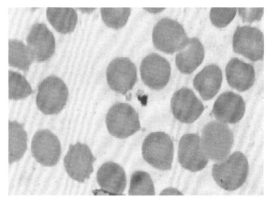

图 53-10　游离在血液中的裂殖子(×1000)

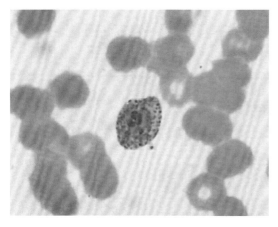

图 53-11　雌配子体(×1000)

圆形,胞质深蓝色,核较小致密,偏于一侧,疟色素多而分散,寄生红细胞胀大,色淡,且可见粗大的鲜红色薛氏小点

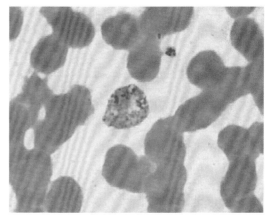

图 53-12　雄配子体(×1000)

圆形,胞质浅蓝色,核较大,疏松,淡红色,位于中央,疟色素分散,寄生红细胞胀大,变形,色淡,且可见粗大的鲜红色薛氏小点

【分析与体会】

卵形疟原虫主要分布在东非、西非和南美等地,我国极为少见,仅云南和广东有少数病例报告[1]。我市不属于疟疾疫区,但患者曾在疟疾疫区工作并确诊疟疾,加之患者临床表现符合,故疟原虫感染成立。患者首次感染疟疾并于当地治疗后未再次发作,自认为已经治愈,但回国一段时间后又再次发作,可能是因为非洲几内亚医疗条件极差,疟疾肆虐,药物缺乏,患者未得到正规彻底的治疗;或者卵形疟原虫的迟发型子孢子在进入肝细胞后可停止发育,以休眠体形式存在,数月至数年后发育为成熟肝裂殖体,从而导致疟原虫血症复发;再则,某些抗疟药物虽可清除红内期疟原虫,使临床症状消失,但对于红外期疟原虫却无效。

患者既往曾诊断疟疾,本次发作虽有高热、寒战、出汗等临床表现,但刚开始时查找疟原虫阴性,其余各项检查及体征也不典型,这给诊断带来了一定困难。由于早期疟疾需要和某些疾病,如败血症、伤寒、钩端螺旋体病等相鉴别,再加上非疫区临床医生对于疟疾这种疾病比较陌生,故漏诊、误诊的情况经常发生。为减少此类情况的发生,应尽量详细询问患者个人史及流行病学史并加强血液涂片检查。

疟疾确诊的主要依据是外周血中检出疟原虫,目前常采用厚血、薄血膜染色镜检法来进行检测[2]。厚血膜法可提高检出率,而薄血片是鉴别虫种的标准方法,宜两种方法同时采用。虽然现在也有其他新的检测疟疾的方法报道,但是目前还没有一种方法可以取代镜检。血涂片查找疟原虫漏检率较高,阴性结论必须在镜检200个厚血膜片或1000个薄血膜片的油镜视野后方可得出,而对于那些临床高度疑似疟疾的病例则应反复多次采样检测。骨髓涂片中疟原虫的检出率要明显高于外周血液,必要时可进行骨髓穿刺。由于疟原虫的不同虫种、不同虫期,在抗疟药物的选择上均有所不同,所以,虫种的鉴定至关重要,实验室人员应熟练掌握其形态学特点。

【箴言】

形态学检验是临床检验技术的精髓,人是形态学检验技术的核心!

参考文献

[1] 诸欣平,苏川. 人体寄生虫学. 第8版. 北京:人民卫生出版社,2013:56-57.

[2] Patrick R.Murray. 临床微生物学手册. 第7版. 徐建国,译. 北京:科学出版社,2005:1910-1912.

(向丽丽,邮箱:458753524@qq.com)

54. 无心插柳——1例疟原虫感染的发现

【案例经过】

疟原虫的诊断,一般都是临床医生根据病史,通过病原学的检查进行确诊。而本文这例疟原虫的发现却不同于常规,是一个无心插柳的结果。该患者为外国友人,因发热就诊于本院呼吸科门诊,医生开了血常规检测,检测结果白细胞计数为 $2.5×10^9$/L,在科室规定的复片规则之内,于是笔者对这一例血样进行了涂片染色,显微镜镜检。然而镜检结果却让人意外,发现了疟原虫(图54-1~图54-4)。在笔者十几年的工作经历中,不是第一次发现疟原虫,但却是在临床医生未开疟原虫检查医嘱之外,首次发现疟原虫。

通过显微镜的复检工作,我们在临床医生的前面发现了疟原虫的感染,提高了患者的诊治效率,为他的治疗争取了宝贵的时间。

【形态学检验图谱】

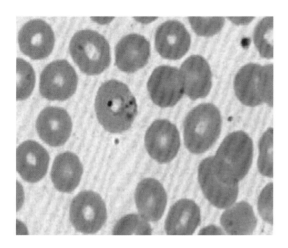

图 54-1　恶性疟原虫环状体(×1000)

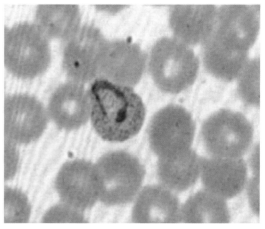

图 54-2　恶性疟原虫大滋养体(×1000)

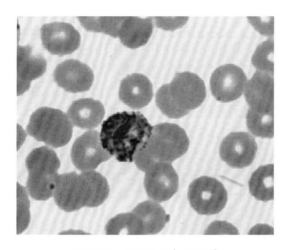

图 54-3　裂殖体 1(×1000)

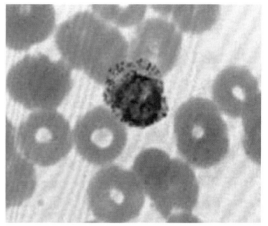

图 54-4　裂殖体 2(×1000)

【分析与体会】

　　疟原虫的诊断,一般主要通过医生根据病史,通过开具病原学检查,找到疟原虫而得到确诊。而这个案例通过显微镜的复片工作,在医生开具相关检查前,提前发现了感染,为患者的诊治节约了宝贵的时间。

　　在日常检验工作中,很多同仁对复检规则具有选择性地去执行,一般比较重视血小板和异常细胞的复检。而对低白细胞并不十分重视,有的直接审核报告,有的用其他仪器重复检测,结果吻合则审核报告。此案例提示我们显微镜复片工作的重要性,我们不仅要制定适合自己实验室的复检规则,更应严格去执行它。而且显微镜复片的意义,不仅在于复核仪器检测结果的准确性,更能发现仪器不能检测到的内容。

【箴言】

寻常的复片工作,只要坚持,一定有不寻常的发现。

(张丽霞,邮箱:ssrwater@126.com)

55. 如何查找及观察血液中的疟原虫

【案例经过】

2015 年 11 月 19 日上午 9 时一位自称从非洲务工回来人员要求检验血液分析,患者自诉反复高热。当下立即将血标本经 Sysmex 系列 XE-2100 血液分析仪检测:RBC $5.0×10^{12}$/L,HGB 157g/L,WBC $8.3×10^9$/L,PLT $69×10^9$/L,中性分叶 55.4%,淋巴细胞 28.0%,单核细胞 12.2%,嗜酸性粒细胞 4.2%,嗜碱性粒细胞 0.2%。DIFF 通道散点图显示:中性粒细胞与嗜酸性粒细胞区域融合在一起且后者细胞团较大(图 55-1)。凭职业的敏感性,将标本于 Sysmex 系列 XE-5000 血液分析仪 RET 通道再一次检测并推制 3 张薄血片经刘氏快速细胞染液染好。网织红细胞通道细胞分析显示 PLI-O:$77×10^9$/L,LFR(低荧光强度网织红细胞比率)85.7%,RET 散点图显示低荧光强度网织红细胞区有浓集的散点团(图 55-2,图 55-3)。油镜下全片城墙式查找红细胞内外可疑之处,发现疟原虫的环状体(图 55-4)。通过形态观察,环状体大小约为红细胞 1/3,胞质较多,红细胞内为 1 个寄生,应为间日疟原虫。

【形态学检验图谱及相关散点图】

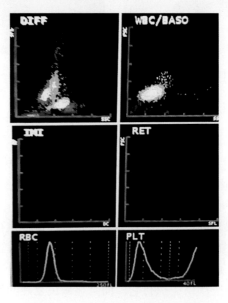

图 55-1　XE-2100 DIFFF 散点图

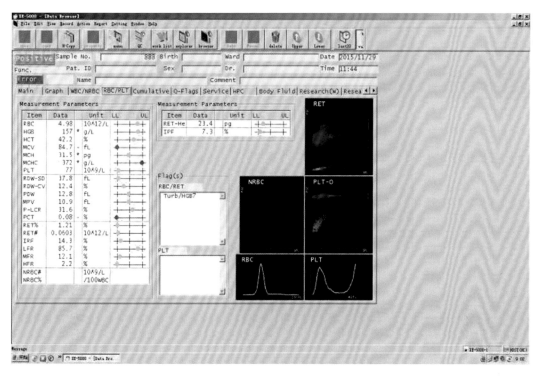

图 55-2　XE-5000 RBC/PLT 界面相关数据及散点图

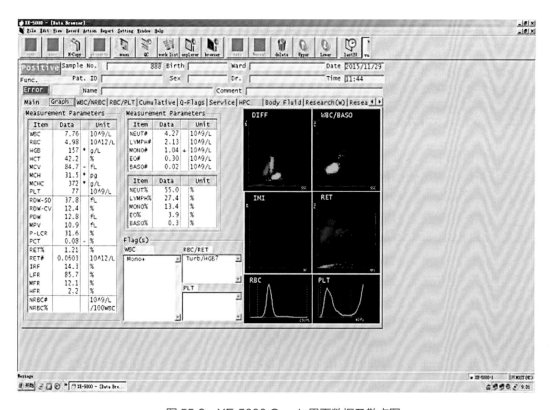

图 55-3　XE-5000 Graph 界面数据及散点图

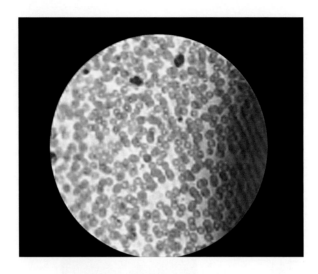

图 55-4　薄血片中疟原虫环状体

【分析与体会】

疟原虫属（*Plasmodium*）是一类单细胞、寄生性的原生动物,本属生物通称为疟原虫。本属生物中有 4 种疟原虫会使人类感染疟疾,包括恶性疟原虫（*Plasmodium falciparum*）、间日疟原虫（*Plasmodium vivax*）、三日疟原虫（*Plasmodium malariae*）和卵形疟原虫（*Plasmodium ovale*）。这些疟原虫有蚊虫和人两个宿主,包括蚊体内的有性繁殖和人体内的无性增殖,携带疟原虫的按蚊通过叮咬人而传播,引起疟疾寒热往来发作,俗称"打摆子"。

只有无性期的原虫在红内期能引起人体致病乃至致命。不同种疟原虫涉及的配体和受体均不相同,且入侵红细胞时也存有不同偏好:间日疟原虫大多侵入网织红细胞,恶性疟原虫能够侵入各个时期的红细胞,三日疟原虫倾向侵入成熟红细胞,卵形疟原虫也仅侵入网织红细胞。

当体内感染疟原虫时,滋养体、裂殖体的疟色素形态与嗜酸性粒细胞类似,与染料结合后易被仪器误认为嗜酸性粒细胞,从而造 DIFF 散点图中嗜酸性粒细胞区域散点图增多,而吞噬了疟色素的白细胞也增加了这种融合性。

红细胞内疟原虫含 RNA 与网织红细胞内残存的 RNA 相似,经聚次甲基荧光染料着色产生荧光导致 XE-5000 检测的不同等级的网织红细胞假性增高（这与疟原虫在细胞内的含量有关）。这是一个很好的标示散点图,有待长期随访。

因此对于发热患者,如疑似疟原虫感染:①看 PLT 值是否下降明显;②散点图示是否中性粒细胞与嗜酸性粒细胞区域融合或间隔小且嗜酸性粒细胞区域面积较大;③ LFR、MFR、HFR 中是否有显著异常增高的荧光团;④最关键的一点,经薄血膜血片或厚血膜血片染色是否能找到疟原虫。

另外,因疟原虫的入侵红细胞时间长短、疟原虫的数目、患者的抵抗力均不同,因此细胞数据的状态也是多变的。在此例中,患者发病时间较短,未处于贫血状态,骨髓未发生代偿性的造血,虽 LFR 增高明显但网织红细胞百分比及绝对值还处于正常范围。如果患者处于中重度贫血,自身骨髓代偿性地释放未成熟红细胞入血,网织红细胞荧光含量也会不同程度增高,当与因感染疟原虫的红细胞交叉染色计数时,应慎重仔细分析辨别并加以校正。

(李艳丽,邮箱:liyanli1974@163.com)

56. 容易与疟原虫混为一谈的寄生虫——巴贝斯虫

【案例经过】

　　一名来自国外的旅游者,男性,35岁,不明原因的低热,轻微浑身无力。自述有感冒症状,但自服感冒药未缓解,遂入我院就诊。血液常规检验:RBC $3.0×10^{12}$/L,HGB 92g/L,PLT $121×10^9$/L,WBC $3.8×10^9$/L。在对涂片进行人工镜检时,发现红细胞内有环状体,部分有2个及以上环状体,故报告为恶性疟原虫环状体。临床接到报告后对该患者进行抗疟疾治疗,治疗1周后,患者症状无明显改善,对其进行疟原虫抗原血清学检查,结果为阴性。继而对患者的血片进行回顾,发现该环状体与疟原虫环状体存在一些差异,查阅文献,并与巴贝斯圆环形虫体进行比较,确定为巴贝斯环形虫(图56-1~图56-4)。给予相应治疗后患者痊愈出院。

【形态学检验图谱】

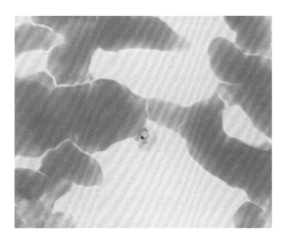

图56-1　患者外周血厚血膜片(×1000)
可见红细胞内有一巴贝斯虫环状体

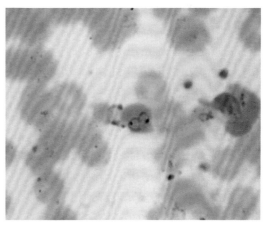

图56-2　患者外周血涂薄血膜片1(×1000)
可见红细胞内有2个巴贝斯虫圆形环状体

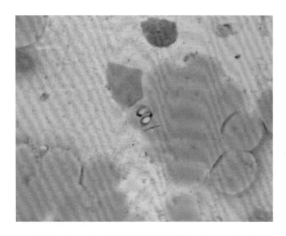

图 56-3 患者外周血薄血膜片 2(×1000)
可见红细胞内有 2 个巴贝斯虫椭圆形环状体

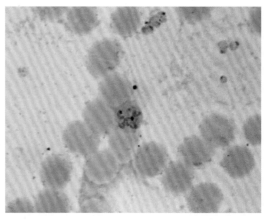

图 56-4 患者外周血薄血膜片 3(×1000)
可见红细胞内有 1 个巴贝斯虫四分体(又称马尔他十字)

【分析与体会】

血液寄生虫筛查一般需要同时准备厚血片和薄血片。厚血片被认为是巴贝斯虫诊断的金标准,因为使用更大血量制备的厚血片可以提高巴贝斯虫血症感染的检出率;而薄血片可以为巴贝斯虫的诊断和鉴别诊断提供准确依据。薄血片为寄生虫筛查者提供更加详尽、客观的形态识别证据。虽然巴贝斯虫和疟原虫在寄生虫形态上有很多相似之处,但也可以通过以下微小差别加以辨认和鉴别:

(1) 被感染红细胞的大小:巴贝斯虫和恶性疟原虫都可感染所有大小的红细胞。卵圆疟原虫和间日疟原虫则优先感染偏幼稚、体积较大的大红细胞或嗜多色性红细胞,所以被卵圆疟原虫和间日疟原虫感染的红细胞比其他红细胞体积更大。恶性疟原虫通常感染更加成熟些的红细胞,所以被恶性疟感染的红细胞看起来与正常细胞相近或者略小。

(2) 寄生虫阶段:巴贝斯虫在环状体阶段与疟原虫的环状体和早期滋养体阶段形态十分相似,与恶性疟和三日疟很难区分。但是三日疟可以通过查找三日疟其他生命周期的形态加以区分,例如疟色素、滋养体、椭圆形或香蕉形的配子体或裂殖体等。巴贝斯虫也存在其他形式:例如梭形、椭圆形或长条形环状体,这些形态在恶性疟中基本见不到,可以通过上述形态加以区分恶性疟和巴贝斯虫。此外,在巴贝斯虫感染的红细胞中还存在四分体(又称马尔他十字),发现四分体则肯定为巴贝斯虫,但四分体并不易查见,多见于偶发感染的病例;多重感染或者严重感染的病例环状体最常见。

我国为巴贝斯虫非疫源地,比较少见。在中国巴贝斯虫主要寄生于马属动物或牛属动物,一般不感染或很少感染人类。但随着旅游业和国际交流的增多,也存在少量的输入性病例(以美国为主的美洲地区较常见),在临床中应注意询问病史及地区来源。巴贝斯虫传染途径主要通过被寄生有巴贝斯虫的蜱叮咬传染,但也存在获得性输血传播(输注携带有巴贝斯虫感染的血液制品)。对于健康人感染巴贝斯虫后一般无症状或症状较轻,类似禽流感或普通感冒,但严重感染与免疫力低下的人群,发病率和死亡率都较高。

【箴言】

　　位于红细胞内的巴贝斯圆环形虫体与疟原虫环状体形态相似,再加上临床症状也相似,很容易被误认为疟原虫环状体,但巴贝斯圆环形虫体较纤细,直径约为 2~3μm,多数虫体位于红细胞的中部,可见少数四分体,呈十字样。因为对巴贝斯虫的认识不足,导致误报,这也是我们应该吸取的教训。

(毛志刚,邮箱:mzg101@163.com)

57. 骨髓片里容易被忽略的寄生虫——黑热病病原体

【案例经过】

　　来自甘肃的患者周某,中年男性,1 个月前无明显诱因出现阵发性发热,每日发热约 4~5 次,间隔时间不等,单次最高体温可达 40.6℃,发热时间段无明显规律,发热前常伴寒战、咳嗽、咳白色泡沫痰、无气紧、厌油、呕吐、尿痛、腹泻、关节痛、皮疹等。当地医院查见血常规三系降低,骨髓检测结果不详,彩超示脾大,生化示肝功受损。当地医院诊断不明,治疗 1 个月患者病情加重,转我院就诊。患者入院后查过 3 次骨髓,在第 3 次查见骨髓网状细胞及胞外可见利 - 杜小体,诊断为黑热病(图 57-1~ 图 57-4)。用锑剂进行治疗后痊愈出院。

【形态学检验图谱】

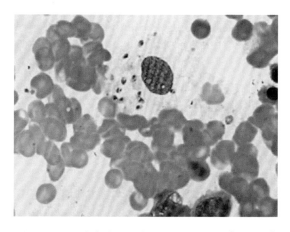

图 57-1　骨髓涂片可见大量利 - 杜小体 1(×1000)

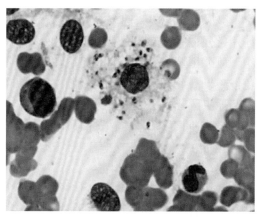

图 57-2　骨髓涂片可见大量利 - 杜小体 2(×1000)

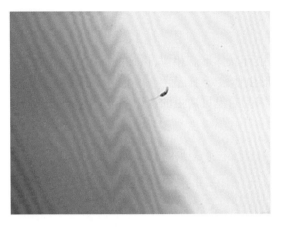

图 57-3　NNN 培养基培养后镜下观察到的前鞭毛体 1(×400)

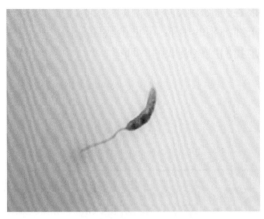

图 57-4　NNN 培养基培养后镜下观察到的前鞭毛体 2(×400)

【分析与体会】

　　黑热病又称内脏利什曼病,是杜氏利什曼原虫(黑热病原虫)所引起的慢性地方性传染病,传染源是患者和病犬,由白蛉通过血液传播,每年 5~8 月高发季节。原虫主要寄生在患者的血液、肝、脾、骨髓和淋巴结中。其临床表现主要有不规则发热、肝、脾、淋巴结肿大、贫血及营养不良。

　　骨髓涂片检查利 - 杜小体,阳性率 80%~90%。脾穿刺涂片阳性率高,可达 90%~99%。但有一定危险性而很少采用。淋巴结穿刺涂片阳性率亦高达 46%~87%,可用于检查治疗后复发患者。在骨髓涂片中黑热病小体呈瘦小葵花子形,近胞核处有一动基体,和胞核呈 "T" 字形,然而其形态不典型时容易和马尔尼菲青霉菌和荚膜组织胞浆菌混淆。虽然 3 种病原体用常规瑞特 - 吉姆萨染色不易区分,但在 PAS 染色下属于真菌的马尔尼菲青霉菌和荚膜组织胞浆菌胞壁染红色且清楚,胞内容物不着色;相反,黑热病利 - 杜小体胞膜不着色或着色浅或颗粒状而不连续,而其胞内容物染红色,较胞膜着色深而清楚。故 PAS 染色易将真菌与原虫区分。而两种真菌的区分主要靠繁殖方式不同,马尔尼菲青霉菌通过分裂繁殖,菌体变长,中间有透明横膈呈腊肠样。而在白蛉体内或者培养液内其是细长鞭毛体。

【箴言】

　　当黑热病小体在患者体内增殖数量少时,容易被漏检;因利 - 杜小体与血小板的形态有些相似,当检验工作者经验不足时,容易被误认为血小板等,造成漏诊,故当高度怀疑患者患黑热病时,必须仔细观察骨髓片,或对骨髓进行多次穿刺仔细检测,或进行抗体筛查。

(余江,邮箱:2896705@qq.com)

58. 雪上加霜——艾滋病合并马尔尼菲青霉菌感染

【案例经过】

患者,男性,23 岁,云南人,为边防警察,经常在边境活动,1 个多月前无明显诱因出现黑便伴寒战、发热、皮疹,无黄疸、腹痛、腹泻等伴随症状,起病后未引起重视,未进一步诊治,期间寒战、发热症状缓解,黑便反复出现,最高体温自测 40℃,起病后前往当地某医学院附属医院就诊,住院期间输全检查示 HIV 抗体阳性,血培养示"猪霍乱沙门菌"感染,骨髓分析示"1. 疑为黑热病;2. 晚幼红比例增高"入院后给予抗感染、止血及对症支持治疗(具体药物不详),经治患者黑便消失,寒战、发热仍持续发作并出现皮肤、巩膜黄染,患者为接收进一步诊疗于 2014 年 6 月 7 日前往我院就诊,在我院门诊复查骨髓发现骨髓中网状细胞明显增多,部分细胞胞质内吞噬有大量呈桑葚状排列菌体,部分呈腊肠状,所有菌体中央可见一透明横膈,初步考虑马尔尼菲青霉菌感染(图 58-1~ 图 58-4)。后经骨髓培养证实为马尔尼菲青霉菌感染。

【形态学检验图谱】

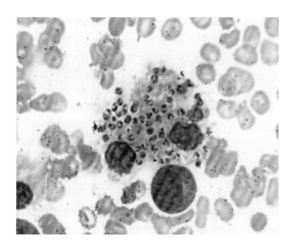

图 58-1　骨髓涂片 1(×1000)

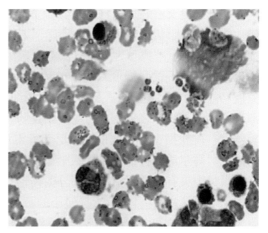

图 58-2　骨髓涂片 2(×1000)

与图 58-1 均可见网状细胞内外有成簇或者散在分布的马尔尼菲青霉菌

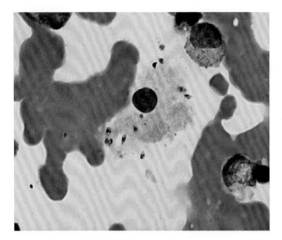

图 58-3　骨髓涂片 3（×1000）

可见利 - 杜小体

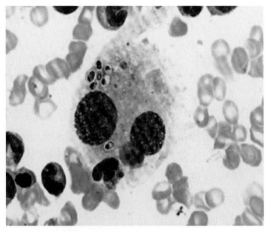

图 58-4　骨髓涂片 4（×1000）

荚膜组织胞浆菌感染

【分析与体会】

　　艾滋病由艾滋病病毒（HIV 病毒）引起，一种能摧毁人体免疫系统的疾病，使人体丧失免疫功能，因此人体易于感染各种疾病。艾滋病者病后往往患有一些罕见的疾病如肺孢子虫肺炎、弓形虫病、非典型性分枝杆菌与真菌感染等。马尔尼菲青霉菌（PM）是一罕见的致病菌，是青霉菌中唯一的呈温度双相型的致病菌。本病可发生于健康者，但更多见于免疫缺陷或免疫功能抑制者，其主要累及单核 - 吞噬细胞系统，常播散全身，病死率高，是一种严重的深部真菌病。其临床表现复杂。主要累及肺、肝、浅淋巴结、扁桃体、皮肤、骨关节、消化道和脾等器官。皮肤损害是播散型马尔尼菲青霉病的临床特征，常成为播散型病例首先引起注意的体征。马尔尼菲青霉菌在骨髓中呈桑葚状细胞团、或者典型的腊肠状，每个菌体处于增殖期时可见中央有一透明横壁。部分菌体形态不典型时很容易和黑热病小体及荚膜组织胞浆菌混淆。黑热病小体体积小，呈瘦小的葵花子形，典型形态可见胞体内动基体。而荚膜组织胞浆菌菌体外则可见透明荚膜，而不像 PM 一样出现中间透明荚膜。糖原染色将荚膜和横隔染成红色可以以此和黑热病小体鉴别。

（余江，邮箱：2896705@qq.com）

59. 贫血待查——都是钩虫惹的祸

【案例经过】

患者老年男性,农民,因咳嗽,咳痰,头晕,喘累,中上腹隐痛4天伴腹泻入院。入院前4天,患者无明显诱因出现上腹部疼痛伴恶心,呕吐1次,无呕血,黑便,并有咳嗽、咳痰等症状。既往史:2011年曾因消化道出血于外院行无痛胃镜检查并诊断为十二指肠溃疡,胃溃疡,慢性萎缩性胃窦炎,重度贫血,经输血及对症治疗后好转出院。曾于外院诊断COPD,高血压,冠心病,双肾囊肿等疾病。患者自诉长期中上腹隐痛,伴头晕、心累,自2013年1月以来反复间断黑便,曾辗转多家医院,均诊断十二指肠溃疡及胃溃疡,每次经治疗后可好转,出院后又再次复发,未能彻底治愈。

本次入院各项检查结果如下:胸片提示:双肺间质改变,肺气肿,右下肺少许感染。血常规提示中度贫血,粪便隐血阳性,余未见明显异常。入院诊断:"1. AECOPD,2. 高血压,3. 冠心病,4. 胃炎?5. 贫血待查。"入院后患者曾多次行粪便常规检查均未见异常,粪便隐血持续阳性,结合患者既往有十二指肠溃疡及胃溃疡病史,两次胃镜检查未发现寄生虫,暂时排除了寄生虫感染可能,考虑患者贫血原因可能仍为消化道溃疡所致。经对症治疗后,患者血红蛋白仍有下降,复查粪便隐血试验仍持续阳性,说明疗效不佳。由于患者年龄较大,以往有多年慢性肺疾病,贫血较重,肺功能差,故未能进行胃镜检查。回顾患者检查结果时发现异常情况,详见表59-1。

表 59-1 血常规关键项目动态监测

项目名称 日期	白细胞总数 (10^9/L)	嗜酸性粒细胞百分比 (%)	红细胞总数 (10^{12}/L)	血红蛋白 (g/L)
入院当日	5.5	9.0	2.28	70.3
2日后复查	3.8	8.4	2.22	69.7
6日后复查	3.5	5.6	1.97	61.0
7日后复查	3.5	7.1	1.97	59.4

从59-1我们可以发现:该患者入院后白细胞总数、红细胞总数和血红蛋白均呈现逐渐下降趋势,说明患者体内存在出血情况,而嗜酸性粒细胞百分比却持续偏高,结合患者贫血、粪便隐血持续阳性等情况,寄生虫感染可能性较大。明确方向后,对患者粪便细致搜寻,终于查见寄生虫卵。高倍视野下观察该虫卵的细微结构:卵壳薄而透明,内含多个卵细胞,细胞与卵壳之间有一圈均匀明显的空隙,据此判断为钩虫卵(图59-1,图59-2)。粪便隐血试验阳性、粪便中检获虫卵,结合既往病史及曾有赤脚下田劳作史,最终确诊为钩虫感染。

由于患者贫血严重,病程长,推测体内钩虫数量可能较多,在患者症状缓解后立即做了胃镜检查,在十二指肠球部及降部发现大量活动钩虫成虫(图59-3,图59-4)。经驱虫、纠正贫血等治疗,患者临床症状消失。1个月后再次复查粪便常规:虫卵及粪便隐血阴性,血红蛋白升高。半年后,患者痊愈。

【形态学检验图谱】

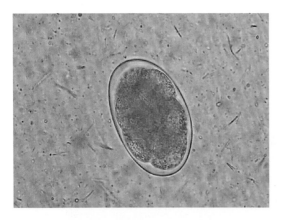

图 59-1　钩虫卵形态 1(×400)

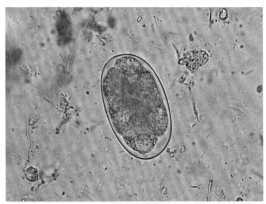

图 59-2　钩虫卵形态 2(×400)

与图 59-1 均可见卵壳薄而透明,内含多个卵细胞,细胞与卵壳之间有一圈均匀明显的空隙

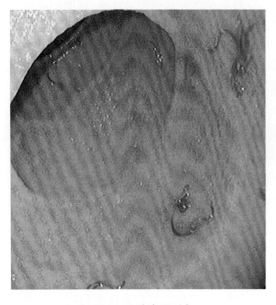

图 59-3　肠壁病理形态 1

十二指肠降部可见大量钩虫成虫吸附于十二指肠肠壁,虫体呈肉红色

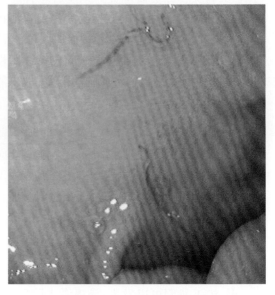

图 59-4　肠壁病理形态 2

十二指肠球部可见钩虫成虫吸附于十二指肠肠壁

【分析与体会】

　　钩虫寄生于十二指肠上段,常见于十二指肠球部及降部,以其口囊和切齿吸附于肠黏膜上,造成散在的出血点及小溃疡,引起患者出现上腹隐痛、不适、恶心、呕吐、腹泻和便秘等症

状,这和慢性胃炎等消化道疾病的临床表现非常相似,加之钩虫感染常合并有胃炎、消化性疾病,亦可存在黑便及隐血持续阳性等临床表现,极易导致误诊,故需与十二指肠溃疡、慢性胃炎和各种原因所致的缺铁性贫血相鉴别。钩虫感染可导致慢性失血,严重者可导致重度贫血,贫血呈渐进性,贫血的感染程度与虫种、数量和患者的营养状态有关。

本案例中患者长期中上腹隐痛,伴头晕、心累、有消化道出血史,此前曾于外院诊断十二指肠溃疡、胃溃疡、慢性萎缩性胃窦炎,治疗后可好转,此后再次出现贫血症状,且近1年间反复出现间断黑便,辗转多家医院亦都以消化道溃疡治疗,每次均可收到短期疗效,但一直未能彻底治愈,说明导致贫血的根本原因并未找到,此前的治疗亦是治标不治本。本次入院临床也曾怀疑寄生虫感染,但都因疏忽大意,多次胃镜检查及粪便常规均未发现寄生虫及虫卵,被人为漏诊。好在从血常规动态分析中找到蛛丝马迹,并最终找到了病原学证据使疾病得以确诊。值得注意的是,患者贫血合并嗜酸性粒细胞百分比持续偏高提示寄生虫疾病但并未引起临床重视。患者多次行粪便检查均未检获虫卵,可见肠道寄生虫感染具有容易漏检的特点。故对于粪便性状异常或隐血阳性的标本应重点注意对寄生虫及虫卵的搜寻,或采用检出率更高的方法进行检测以减少漏诊。对于该类疾病的诊断,临床与医技科室的通力合作具有重要意义。

【箴言】

多一分仔细,多一分思考,总会有意想不到的收获和发现。

参考文献

[1] 曹励明.寄生虫学检验.第3版.北京:人民卫生出版社,2013:17-19.
[2] 雷红丽,田生.胃镜下确诊十二指肠钩虫10例,湖北民族学院学报医学版,2007,24(1):77.
[3] 彭文伟,李兰娟,乔光彦.传染病学.第6版.北京:人民卫生出版社,2005:264-265.

(向丽丽,邮箱:458753524@qq.com)

60. 勾动人心的潜血

【案例经过】

林姨,林医生之母,老年女性,居住在乡下,日常务农为生,平素体健,未常规体检。五一放假,林医生一家人团聚,发现母亲的气色欠佳,皮肤蜡黄,倦怠、气短、头晕且有中度贫血貌(甲床发白),伴有下肢水肿。于是,林医生就起意为其母亲做一个健康检查。检查结果:血常规示 RBC $3.6×10^{12}$/L,HGB 90.0g/L,HCT 30.8%,MCV 85.0fl,MCH 24.8pg,MCHC 292.0g/L,WBC $11.8×10^9$/L,N 62.0%,L 19.9%,E 10.5%,B 1.6%,M 6.0%,PLT $537.0×10^9$/L,TP 50.0g/L;大便OB实验(++)。林医生看了报告后大吃一惊,赶紧为其母亲办理住院,并安排了肠镜、胃镜、C14呼气试验等相关检查。结果均未见明显异常。老人家更显虚弱,此时的林医生焦急万分,正考虑着是否为其母亲进一步进行骨穿、PET-CT 等检查。

与林医生私交甚好的我探望时看到血常规的报告,考虑小细胞低色素性贫血且嗜酸性粒细胞偏高,那么是否有寄生虫感染? 就便问了一句话:大便镜检情况如何? 林医生一时愣住了:有这个检查项目吗? 立刻暂缓其他检查,取粪便标本涂片镜检:镜下可见较多椭圆形、约 60μm×40μm 的虫卵(图 60-1,图 60-2),虫卵的胚胎与薄的卵壳之间有一明显的透明区。典型的钩虫卵啊! 我赶紧跟林医生联系了,告知其镜下所见,并建议治疗。驱虫治疗 1 周后,大便潜血转阴性,国庆节时复查血常规,血红蛋白已升至 110.0g/L。

【形态学检验图谱】

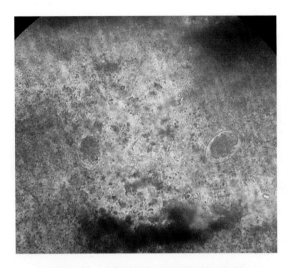

图 60-1　粪便标本涂片镜检 1(×400)

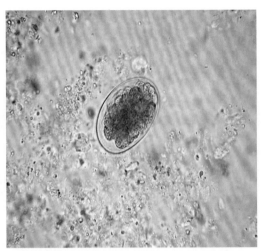

图 60-2　粪便标本涂片镜检 2(×400)
与图 60-1 均可见椭圆形的虫卵

【分析与体会】

钩虫,即钩口科线虫的统称。常见的为十二指肠钩口线虫及美洲板口线虫。钩虫感染在城市较为少见,多分布于卫生设施较为欠缺的乡镇或农村。正如案例所示,患者居住在农村,平时务农为生,存在接触史。在寄生于人体消化道的线虫中,钩虫的危害最大,主要是钩虫成虫的吸血活动从而形成长期慢性失血的客观事实,导致患者出现贫血及贫血相关症状。可以出现如案例中所述皮肤蜡黄、倦怠气短、甲床发白、低蛋白血症、下肢水肿等临床表现及血常规所示的小细胞低色素性贫血。部分患者还有恶心呕吐、上腹部疼痛等症状,少量患者可出现"异食癖"。如图 60-3 钩虫的生活史可知,主要通过感染性钩蚴侵入皮肤感染或通过摄入虫卵感染。

林医生专程来感谢我,其实我也就是做一个检验人该做的事。我们不能主观因为外观正常或者因为厌恶等情绪问题就不做大便常规镜检。在本案例中可见到数量较多的钩虫卵,如果当时大便潜血阳性的时候检验人员顺便做一个镜检,高度负责任的话,那么也不会让老人家受苦那么久了……当然,如果是轻度感染的患者,未必就会出现数量较多的虫卵,可能直接镜检检出率会较低,可通过饱和盐水浮聚法、钩蚴培养法等方式提高阳性率,若粪便未加其他处理,放置室温 24 小时后,亦可见钩蚴孵化而出(图 60-4)。

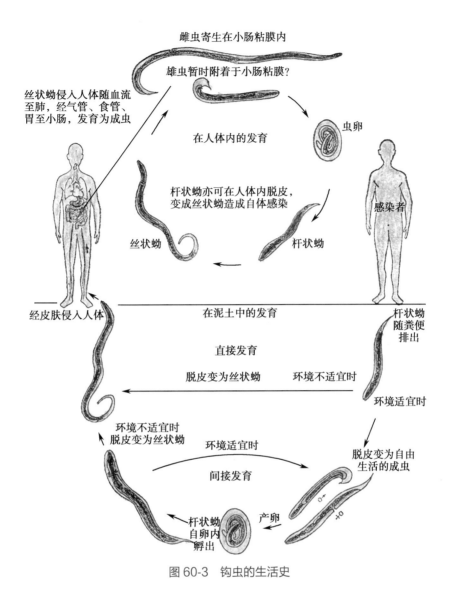

图 60-3　钩虫的生活史

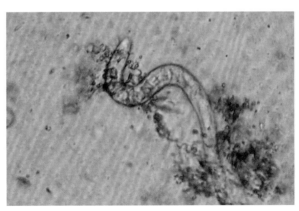

图 60-4　孵化出的钩蚴(×400)

【黄旭东副主任技师点评】

大便潜血阳性可见于寄生虫感染、胃肠道出血、肿瘤等。在卫生条件日益提高、寄生虫越来越少见的现在,大便潜血的意义在临床更多运用在胃肠道出血与肿瘤上。在这个案例上,无论其他慢性贫血病史是否可循,除外仔细询问病史外,必要的常规镜检不能丢。小细节可做大文章!如果当时的检验人员细致做一做镜检,那么老人家后续的多种检查基本可以免除,所以基本功不能丢,镜检不能疏忽!

(方旭城,邮箱:744192861@qq.com)

61. 不明原因腹泻——罪魁祸首竟是粪类圆线虫

【案例经过】

患者老年男性,农民,因腹痛、腹泻1天入院。患者自诉,入院前10天,曾有反复间断轻微腹泻,因自觉不严重,未引起重视。1天前,患者无明显诱因再次出现腹泻伴腹痛,泻黄色稀汁样便每天20余次,每次量不多,约4小时后又出现中下腹疼痛,阵发性加剧并伴有乏力。本次腹泻较重,次数多,且腹痛难忍,曾于外院治疗(具体药物不详),无明显疗效,遂前来我院进行治疗。

查体:中下腹压痛。各项辅助检查结果如下:血常规:WBC $6.0×10^9$/L,N 67.7%,E 7.6%,L 15.8%,RBC $3.4×10^{12}$/L,HGB 100g/L。电解质:K^+ 3.13mmol/L,Na^+ 128.7mmol/L,Cl^- 96.5mmol/L。肝功能、肾功能、心肌酶谱、血脂、淀粉酶、血糖,小便常规,粪便常规等各项检查未见明显异常,但粪便隐血阳性。入院诊断:急性肠炎。患者起病急,病程短,并伴有腹痛、腹泻等急性消化道症状,泻黄色稀水样便每日20余次,但粪便常规未见白细胞,血常规白细胞总数、中性粒细胞总数正常,可排除细菌感染性腹泻。虽对症治疗后患者腹痛有所好转,但仍有腹泻,故复查粪便常规和隐血试验,嘱咐患者留取新鲜粪便标本立即送检。

于低倍下观察到正在游动的幼虫。高倍视野下,从形态上初步判断为钩虫杆状蚴,虫体前端钝圆,后端尖细,无色透明,然细部结构特征虽与钩虫杆状蚴结构相似,但却有不同之处:钩虫杆状蚴口腔细长,咽管前段较粗,后段膨大呈球状,而该幼虫口腔短,且具有双球形咽管[1]。在随后的视野中发现该虫卵卵壳薄而透明,内含多个卵细胞,卵细胞与卵壳之间的透明区域狭窄。据此确定该虫卵及幼虫为粪类圆线虫虫卵及杆状蚴(图61-1~图61-4),结合患者有赤脚下田劳作史,临床症状符合,感染途径明确,粪类圆线虫感染诊断成立。治疗方案为止泻、补水、纠正电解质紊乱、驱虫(阿苯达唑治疗400mg,每晚1次,连服3日),经治疗患者逐渐好转,复查粪便常规虫卵阴性后出院。

【形态学检验图谱】

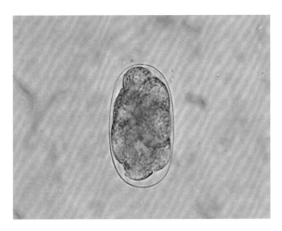

图 61-1　粪类圆线虫虫卵镜下形态(×400)
卵壳薄而透明,内含多个卵细胞,卵细胞与卵壳之间的透明区域狭窄

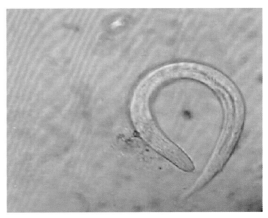

图 61-2　粪类圆线虫杆状蚴镜下形态(×400)
头端钝圆,尾部尖细,长约 0.2~0.45mm [2]

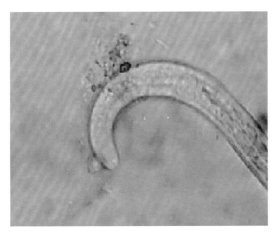

图 61-3　粪类圆线虫杆状蚴口腔镜下形态 1(×400)

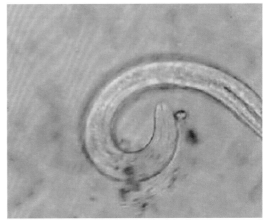

图 61-4　粪类圆线虫杆状蚴口腔镜下形态 2(×400)
与图 61-3 均可见幼虫口腔短,且具有双球形咽管

【分析与体会】

　　随着我国疾控部门对寄生虫防治工作的持续加强与人们卫生意识的提高,寄生虫感染目前已经得到了有效控制,城市人口中感染者已经非常罕见,年轻一辈检验工作者由于日常工作中见得少,导致寄生虫误诊、漏诊十分严重。但寄生虫感染在农村仍有一定比例的散发病例。我院地处城乡结合部,常可遇到来自农村的感染者。在本病例中,由于患者缺乏特征性临床表现,若无寄生虫形态学诊断手段的帮助,极易漏诊,甚至误诊。此外,不同寄生虫在治疗手段和药物选择上各有不同,因而准确鉴定虫种显得尤为重要。

　　粪类圆线虫主要流行于我国南部地区,我市属粪类圆线虫疫区,其感染途径主要是通过与土壤中的丝状蚴接触所致。该患者为农民,有赤手赤脚下田劳作史,粪便中检出粪类圆线虫虫卵及杆状蚴,同时还伴有血红蛋白降低、嗜酸性粒细胞增高等临床表现,均符合诊断。但需注意的是钩虫杆状蚴与粪类圆线虫杆状蚴结构相似,容易混淆,应注意鉴别。两者不同之处在于:钩虫杆状蚴口腔细长,咽管前段较粗,后段膨大呈球状,且由虫卵发育为杆状蚴阶段在自然环境(水体和土壤)中完成,新鲜粪便中不可见;而粪类圆线虫杆状蚴口腔短,且具有双球形咽管,部分杆状蚴在人体内完成发育,因此新鲜粪便中可见。由于粪类圆线虫虫卵发育较快,成虫产卵后数小时即可孵化出杆状蚴[1],因而粪便中很少能检出该虫卵,但因该患者腹泻次数多,虫卵来不及发育即被排出,但同时也大大降低了虫卵及幼虫的检出率。为提高检出率,需加强对患者的沟通教育,对于高度怀疑寄生虫感染的患者最好多次采样或使用检出率更高的方法(例如免疫学方法)进行检测[2]。

【箴言】

形态学检验是临床检验技术的基本功,在临床检验技术中的地位不容忽视!

参考文献

[1] 曹励明. 寄生虫学检验. 第3版. 北京:人民卫生出版社,2013:17-24.
[2] 诸欣平,苏川. 人体寄生虫学. 第8版. 北京:人民卫生出版社,2013:168-171.

(向丽丽,邮箱:458753524@qq.com)

62. 海鲜生食味虽美,风险并存自忖量

【案例经过】

事情发生在2012年春暖花开的季节,主人公是我们检验科的同事。在经历繁忙的一天检测工作后,这位同事准备下班回家,还没走到停车场,感觉胸口有点不舒服,有点呼吸不畅,当时未太注意,认为一天工作下来可能有点疲劳,回家休息一下可能就会好。事实上回到家以后,并未马上缓解,但总体还能忍受(事后该同事回忆,根据经验当时的难受或说疼痛并不像心肌梗死一般压榨性的胸前痛,所以有点乐观的心态,未及时去夜急诊),等到第二天白班上班时间,呼吸不畅有加重倾向。到本院呼吸科经过专科医生了解和听诊等,建议做些检查,并告知气胸可能(之前已查心肌标志物均正常)。后经胸片提示有气胸,经抽气等治疗后,当时感觉就基本恢复,医生认为我们同事偏瘦,在各种因素诱导下导致了本次气胸的出现。但两天后,同事再次出现胸闷、气胸,引起了其亲人和我们广大同事的担心!

首次血常规结果:白系中白细胞计数 6.5×10^9/L,其中嗜酸性粒细胞百分比 5.6%,余项目均在参考值之内。血清生化、免疫学检查:铁蛋白 1030.0μg/L(参考值 23.9~336.2μg/L),CA125 2992.5IU/ml(参考值 0.0~35.0IU/ml),2 项指标明显升高,其余生化常规检查均未见异常。

这次经心胸外科以及呼吸科会诊,根据实验室的结果,病因上不能排除肿瘤可能,进一步是胸腔镜下修补及探查,还是内科保守治疗,左右为难。与此同时,CT 摄片结果提示左侧有少量气胸,而且合并出现胸腔积液,因此胸水检查成了寻找病因,指导下一步治疗的可能线索。胸水各项检查结果见表 62-1,表 62-2。

表 62-1　胸水生化检查各项结果

项目	结果	参考值	单位
总蛋白	67.1	20.0~40.0	g/L
葡萄糖	0.68	3.89~6.11	mmol/L
氯离子	105	96~106	mmol/L
乳酸脱氢酶	728	80~285	U/L
腺苷脱氨酶	21	0~25	U/L

表 62-2　胸腔积液常规检查结果

项目	结果	参考值	单位
外观	淡黄色	—	—
清晰度	混浊	—	—
李凡他试验	阳性	阴性	—
细胞计数	56 300	0~100	/μl
单个核细胞百分比	5	—	%
多个核细胞百分比	95	—	%

涂片分类:嗜酸性粒细胞明显升高,占有核细胞的 92%,而且在背景及嗜酸性粒细胞周围可见大量的夏科 - 莱登结晶散在或束状成堆存在(图 62-1~ 图 62-3)。

胸水微生物学检查,培养 5 天未见细菌及真菌生长。而后在再次复查的血常规结果:白系中白细胞计数 8.8×10^9/L,其中嗜酸性粒细胞百分比 11.6%,相比较以前一直呈升高趋势,余项目均在参考值之内。

结合临床症状以及实验室检查各项指标,虽未检及寄生虫虫体,呼吸科主任认为临床不能排除寄生虫感染的可能,先送检血清肺吸虫抗体检测,并予以抽气和抽液处理。并通过市疾控中心(CDC)提前了解到,送检标本肺吸虫抗体阳性,给予 CDC 免费提供的吡喹酮进行规范治疗后,同事临床症状不断好转。2 周后复检,各项指标均恢复正常,进一步证实了病因。

【形态学检验图谱】

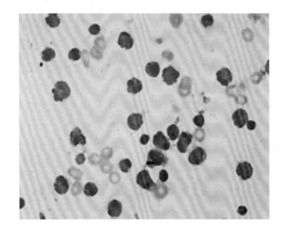

图 62-1　胸水涂片细胞学检查 1(×1000)

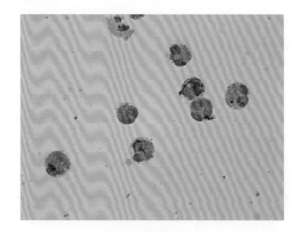

图 62-2　胸水涂片细胞学检查 2(×1000)

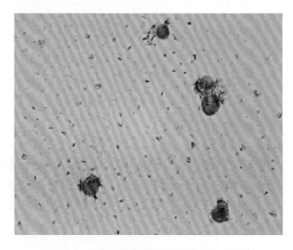

图 62-3　胸水涂片细胞学检查 3(×1000)

【分析与体会】

沿海地区大多有生吃海(河)鲜的习惯,地处浙东的宁波也不例外。事后经同事回忆,春节期间确实吃过几次醉虾和醉蟹,笔者也挺喜欢吃这人间美味,但这其中蕴藏的风险还是挺大的!

肺吸虫病又称并殖吸虫病,分为斯氏和卫氏并殖吸虫病两种,是肺吸虫的幼虫、成虫在人体组织内穿行或寄居所引起的疾病。文献报道肺吸虫病误诊率极高[1,2],普通老百姓缺乏对其的认识,临床医生容易忽视流行病学调查是造成误诊率高的原因。我们可以来看一下肺吸虫病的感染途径[3],生吃或半生吃含并殖吸虫囊蚴的溪蟹或蝲蛄,或饮用含囊蚴的生水引起感染,人食后,在小肠上部脱囊,尾蚴随即穿透肠壁进入腹腔移行,发育为童虫,再次可进入皮肤,通过膈肌进入胸腔、心包腔等,可形成多浆膜腔积液、脓肿、嗜酸性脓肿、皮下结节及肿块等。本病以肺部病变为主,可以涉及脑、脊髓、胸膜、腹膜、肠、肾、皮下等多个组织器官,临床表现多变而复杂。主要临床表现有发热、盗汗、咳嗽、胸痛、胸闷、皮下结节或包块、胸腔积液、心包积液、腹胀、腹泻。其类型常见的有胸肺型、腹型、皮肤型、脑脊髓型。我院也有不少案例报道[4],治疗上首选药物是吡喹酮及硫氯酚,疗效好,副作用小,其作用原理是使虫体肌肉强直性收缩及瘫痪、外皮肿胀、变性及坏死,最后导致虫体死亡,大部分患者可痊愈。

肺吸虫病诊断依据有:①发病前有生吃虾蟹的经历;②以发热、腹胀、咳嗽、咳痰伴皮肤瘙痒为主要表现;③腹部移动性浊音阳性;④外周血嗜酸性粒细胞明显增高,肝脏及腹膜活检见嗜酸性细胞肉芽肿,肺吸虫抗体检测阳性,皮肤组织有较多嗜酸性粒细胞浸润;⑤予以抗寄生虫治疗有效。对照本案例,我们发现本例临床表现并不十分典型,仅有胸痛和呼吸困难的症状,无痰无发热出汗等其他征兆。正如本书主编所考虑,通过本书的编写,努力提高国内各级医院检验人员对形态学的重视和认识,当时限于对该病的认识,未在大便常规、痰(该患者无痰)及胸水中仔细找过肺吸虫卵,是我们工作的失误,即使有文献显示大便和痰等肺吸虫卵阳性率偏低[5]。在该患者的诊治过程中,第一次未能考虑到寄生虫感染可能,因此对于外周血嗜酸性粒细胞增多的患者,应警惕寄生虫感染的可能。在诊疗过程中,结合流行病学的调查,及时进行免疫学检测及虫卵查找,做到早发现、早诊断、早治疗,从而有效缩短病程及减少并发症,及时切断传播途径,减少感染率。

【箴言】

医务人员长期在高强度的医疗工作中,有时见得多了,反而对自己的病痛不是很在意,能拖则拖,经常掉以轻心,以为挺挺就能过去,就像本文主人公,工作上属于拼命三郎一类。事实上在其发病入院前两周已经有偶发的胸痛(应为虫体活动时机械切割引起),但是未引起重视。在此希望广大医务工作者,重视起自己的身体状况,毕竟身体是革命的本钱啊!

参考文献

[1]李彦,孙黎,陈闯.肺吸虫病199例误诊分析.寄生虫病与感染性疾病,2010,8(1):46-48.

[2]阮树松.11例肺吸虫病例误诊分析.临床肺科杂志,2012,17(2):365.

[3] 龚明素,汪荣泉,徐文岳,等.以多浆膜腔积液为主要表现的肺吸虫病1例.第三军医大学学报,2013, 35(21):2384.

[4] 葛挺,吴宏成.肺吸虫病30例诊治分析.现代实用医学,2012,24(4):382-383.

[5] 李立新,王建萍.肺吸虫病诊治的研究.中国临床医学,2002,6(9):256-258.

（王峰　陈颖聪,邮箱:dr-wangfeng@163.com）

63. 提高认识,加强对特殊人群机会性感染的检出

【案例经过】

患者男性,60岁,"右中耳癌"术后肺转移5年余,咳嗽、咳痰、胸闷、气急2个月余。这期间,无明显诱因下咳嗽,不剧烈,咳泡沫样稀痰,量少。两次入住外院予以抗感染治疗,咳嗽、咳痰症状稍好转,但胸闷气急仍持续存在,活动后加重,遂来我院进一步治疗。入院后完善各项检查,暂予以经验性抗感染,止咳平喘化痰治疗。

入院常规检查结果:血常规白细胞计数 $7.5×10^9$/L,其中嗜酸性粒细胞比例17.2%,明显升高。血沉77mm/h(参考值0~15mm/h),高敏C-反应蛋白62.9mg/L(参考值0.0~8.0mg/L)。男性肿瘤标志物:CA 724 9.89IU/ml(参考值0.0~6.0IU/ml),CA125 100.2IU/ml(参考值0.0~35.0IU/ml),血清铁蛋白444.5μg/L(参考值23.9~336.2μg/L)。过敏原检测总IgE阳性。胸部CT:两肺多发转移性瘤,胸腔积液,两肺炎症,情况较外院检查结果加重。

入住前3天,经验性治疗效果不佳,患者仍咳白色黏液痰,并有增多趋势,并出现胸痛气促,活动后加重。根据辅助检查结果,需考虑寄生虫及真菌感染可能,行气管镜及灌洗液检查,并进一步送检血清、痰液、粪便及灌洗液等查找病因。各项结果见表63-1。

表63-1　患者样本检测结果

标本类型	项目	结果	参考值	备注
血清	血吸虫抗体	阴性	阴性	结果源于寄生虫病防治所
	肺吸虫抗体	阴性	阴性	结果源于寄生虫病防治所
	真菌G试验	>1000pg/ml	<10pg/ml	—
	GM试验	阴性	阴性	—
痰液	常规培养	未找到细菌检及少量真菌	阴性	连续送检3次
支气管刷片	找抗酸杆菌	未检到抗酸杆菌	阴性	—
支气管灌洗液	常规培养	未找到细菌、真菌	阴性	—
	细胞学检查	详见下述	—	—
粪便	常规检查	未见异常	—	—

支气管肺泡灌洗液细胞学检查:50ml 灌洗液,回收 15ml。其有核细胞计数 $200×10^6/L$,巨噬细胞 80%,中性粒细胞 10%,嗜酸性粒细胞 5%,淋巴细胞 5%。其湿片高倍镜下可见:圆形或椭圆形透明活动虫体,大小近似巨噬细胞,多聚集分布,2~3 个并排,虫体常附着在几个细胞周围,虫体中间有一个圆核,后端较透明,前端顶部布满鞭毛,其鞭毛左右不停摆动驱动着虫体不停地转动,干燥后虫体很快死亡(图 63-1)。

　　标本经离心浓集后,涂片标本经瑞特 - 吉姆萨染色后用油镜观察,内部结构不甚清晰,大体形似纤毛柱状上皮,虫体多为椭圆形或梨形,胞质呈紫红色,细胞核紫褐色、泡状,位于虫体前端。虫体的一端外侧有成簇鞭毛,像一把塑料扫帚,深紫红色呈环状排列。鞭毛较多,不易数清准确数目(图 63-2)。

　　此类病例在本实验室内是首次发现,经查阅资料,结合文献报道,患者肺蠊缨滴虫感染明确。依据各项辅助检查,临床在抗肿瘤治疗基础上予两性霉素抗真菌,甲硝唑抗虫感染治疗,一周后患者情况好转,复查血象,各项指标恢复正常。

【形态学检验图谱】

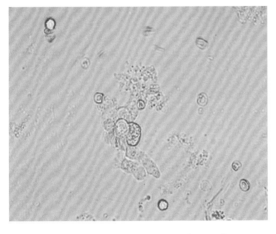

图 63-1　肺泡灌洗液湿片(×400)

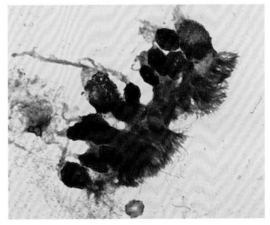

图 63-2　肺泡灌洗液沉渣涂片(瑞特 - 吉姆萨染色 ×1000)

【分析与体会】

　　此次实验室检出的超鞭毛虫,属原生动物门,鞭毛纲,超鞭毛目,缨滴虫亚目,缨滴虫科,缨滴虫属,通常寄生在蟑螂及白蚁体内,目前认为其感染可能是通过吸入含有超鞭毛虫的蟑螂或白蚁的排泄物、粉尘,或蟑螂排出的粪便污染食物及衣物,经咽部进入人体呼吸道。

　　目前对于超鞭毛虫感染的致病性及其与人体免疫的相关问题尚无系统的研究阐述。以江浙沪和广东等南方地区散发报道多见,文献报道的蠊缨滴虫肺部感染病例的临床表现差异较大,可有发热、咳嗽、呼吸困难,血嗜酸性粒细胞升高,重者表现为高热肺炎或肺脓肿,轻者呈慢性咳嗽或哮喘发作,不少患者混合有其他病原体感染,影像学及实验室血液学检查缺乏特异性表现,所以临床上不针对病原学检查是很难做出判断,痰液和支气管肺泡灌洗液直接涂片检查是明确病原体的方法[1]。通过此次病例,在临床上再碰到以下情况:①有其他基础性疾病,免疫力低下伴呼吸道症状,原因不能明确;②来自南方湿热地区的患者,以肺炎、肺脓肿为表现,正规抗菌药物治疗无效,难以用常见病因或原发疾病解释的;③年龄较大患者,其他病原体不明的肺部感染,均需考虑到蠊缨滴虫感染的可能[2]。

支气管镜的检查需及时,支气管肺泡灌洗液直接镜检找病原体是诊断蠊缨滴虫的有效手段。灌洗液检出率高于痰液,实验室诊断简便,甲硝唑治疗效果也较好,关键在于临床应时刻警惕、提高认识,及时痰检,必要时行纤维支气管镜取肺泡灌洗液标本检验。

此次的检查结果对于临床的继续治疗起到了关键的作用。对此也引起了呼吸科重视,在不出 1 个月的时间里,陆续又检出 2 例蠊缨滴虫感染的患者(1 例食管癌术后,另 1 例高血压糖尿病 20 余年)。同个科室患者都感染了同样的病原体,根据其感染的来源和途径,医院也需要引起重视,不断改善医院的住院环境,同时对院感工作提出更高的要求。

【徐炜烽主任技师点评】

蠊缨滴虫离体后存活时间短(约数小时),收到相关标本后及时湿片观察到活动的虫体,有助于绷紧检验人员的神经,否则等虫体死亡之后再观察,往往粗略一看易把蠊缨滴虫与正常的纤毛柱状上皮细胞搞混淆。对于长期有基础性疾病的患者,应警惕和预防生活环境及医院内导致的蠊缨滴虫机会感染。

参考文献

[1] 周颖,谢于鹏,李玉苹,等.肺部蠊缨滴虫感染病例调查分析.中华医院感染学杂志,2013,23(12):2819-2820.

[2] 陈新瑞,郑荣,张婷婷.蠊缨滴虫合并真菌感染 1 例报告.实用预防医学,2013,20(1):62-63.

[3] 石玉玲,李林海,廖扬,等. 26 例肺部疾病患者合并蠊缨滴虫感染的诊断和治疗.中国寄生虫学与寄生虫病杂志,2007,25(5):430-431.

(陈颖聪、王峰,邮箱:dr-wangfeng@163.com)

64. 肝吸虫的"近亲"差点导致误诊

【案例经过】

患者,男性,48 岁,以腹泻就诊,化验大便常规。同事看片后叫我:"你来看看,这么多形态规则的椭圆形东西像虫卵。"我一看每低倍视野有 30 个以上,就感觉虫卵可能性不大,换高倍镜发现均为厚壁孢子,无卵盖和肩峰(图 64-1~ 图 64-4)。于是问患者是否服用了灵芝类的保健品。患者很惊讶:"你怎么知道的,我是在吃灵芝粉。"

【形态学检验图谱】

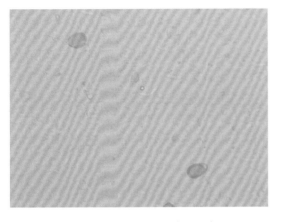

图 64-1　灵芝孢子 1(×400)

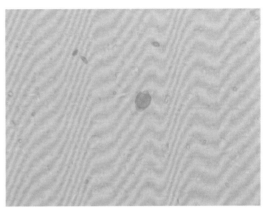

图 64-2　灵芝孢子 2(×400)

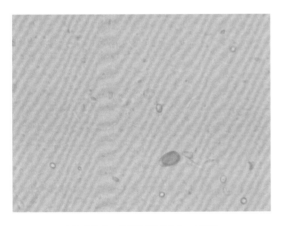

图 64-3　灵芝孢子 3(×400)

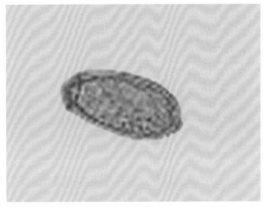

图 64-4　肝吸虫虫卵

【分析与体会】

　　现在生活条件好了,很多人服用保健品,肿瘤患者也偏爱此类产品,认为能提高免疫力。我所在的医院地处东北,从没见过肝吸虫,检验医生对其形态认识不足很容易误诊;而在肝吸虫多发地区也可能轻易诊断为肝吸虫。在经验不足时询问患者是否服用灵芝类产品也可帮助诊断。

(冯涛,邮箱:ft0205@163.com)

65. 真菌、滴虫也可以和平共处

【案例经过】

女性患者,因"外阴瘙痒、分泌物呈豆渣样"于妇科就诊,镜下见滴虫和真菌(图 65-1~图 65-6),发报告后妇科医生来问:"滴虫和真菌存活的 pH 值不同,怎么可能共存呢?"我把棉签、试管、玻片、盐水都检查一遍确定没有污染后,让患者重取标本,仍然发现滴虫和真菌。

此例标本中的假菌丝是夹杂在上皮细胞团中的,如果是污染的一般漂浮在盐水表面上,因为从白念珠菌的致病机制来看,它需要黏附宿主细胞才会繁殖,黏附作用是念珠菌定植及入侵阴道黏膜的重要环节,没有黏附能力的念珠菌不致病,只有黏附于宿主细胞,菌体才可能出芽,形成假菌丝。

【形态学检验图谱】

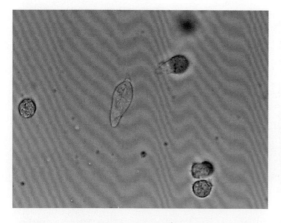

图 65-1　高倍视野下滴虫与真菌共存 1(×400)

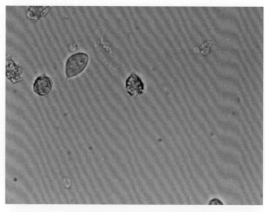

图 65-2　高倍视野下滴虫与真菌共存 2(×400)

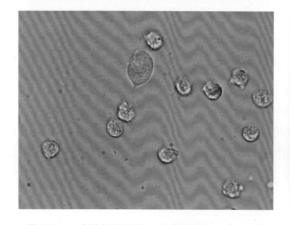

图 65-3　高倍视野下滴虫与真菌共存 3(×400)

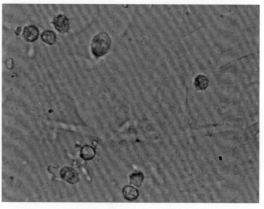

图 65-4　高倍视野下滴虫与真菌共存 4(×400)

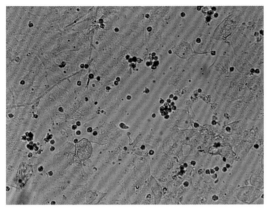
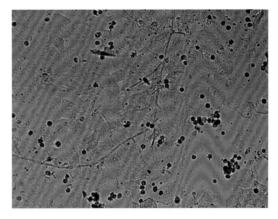

图 65-5　低倍视野下滴虫与真菌共存 1(×400)　　　图 65-6　低倍视野下滴虫与真菌共存 2(×400)

【分析与体会】

　　在丁香园论坛里也发现有很多网友有此疑问,滴虫生存最适 pH 值为 5.2~6.6,当 pH<5.0 或 pH>7.5 时滴虫不能存活;真菌最适 pH 为 4.0~4.7。由此认为二者生存所需 pH 值没有交集,不能共存。但真菌的抵抗力很强,在不是最适 pH 值时也能生存,而且还需要考虑其他生存环境,如温度、湿度等,在条件合适时即使 pH 值大于 4.7 也是可能存活并繁殖的。

(冯涛,邮箱:ft0205@163.com)

66. 泌尿生殖系统感染——滴虫性尿道炎

【案例经过】

　　李某,男性,31 岁,主诉 1 个月前去澡堂泡澡,之后就感觉包皮内瘙痒,外翻以后发现有点水肿,勤洗澡以后红肿消退,但是偶有瘙痒,小便时有灼热感,晨起时有少许分泌物附着于尿道口上。来医院就诊后,体格检查发现其有肋脊角压痛和叩击痛,实验室检查取新鲜尿道分泌物或尿液、前列腺液,加盐水涂片镜检,发现活动的毛滴虫(图 66-1,图 66-2)。诊断为滴虫性尿道炎,口服甲硝唑 10 日后症状消失,恢复正常。

【形态学检验图谱】

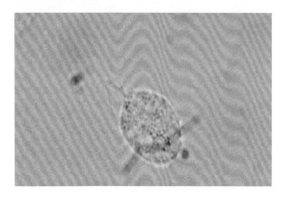

图 66-1　滴虫活体涂片(×400)

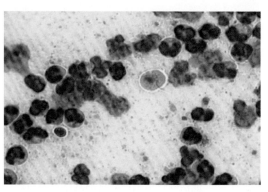

图 66-2　染色后滴虫(×1000)

【分析与体会】

　　毛滴虫为一种鞭毛虫,属原虫类,没有包囊期,只有滋养体期。滋养体呈梨形,长约7~32μm,略大于分叶核白细胞。煞白透明,有折光性。其前端有鞭毛 3~5 根,平均 4 根,侧面有波动膜,核呈卵圆形,细胞质内有颗粒,后有鞭毛一根,较前端者短。毛滴虫对周围的适应性很强,喜潮湿,在 3~5℃能生活 21 天,46℃尚能生活 20~40 分钟,25~42℃时生长旺盛,其中以 35~37℃,pH 5~6 时生长最佳。在半燥热的周围中,尚可生活 6 小时左右,所以毛滴虫离开人体后也能传播。传播途径有直接传播即性生活传播和间接传播两种。在国外,阴道滴虫病主要是通过性生活传播,因此将它归属于性病。在我国传播方式有所不同。由于我国人口多,公共卫生设施较发达国家相对落后,因此,公共场所的传播也成为重要的传播途径。滴虫性尿道炎的诊断依靠实验室的形态学检验,良好的检测手段能够给临床治疗带去福音。

（范博,邮箱:fanbo_medical@yeah.net）

67. 尿液里的小虫

【案例经过】

　　一个男性患者,72 岁,因"脑恶性肿瘤切除术后 1 年余"入院。患者于 1 年前诊断为右颞叶胶质母细胞瘤(WHO Ⅳ级),行"幕上深部病变切除术",其后行 7 周期化疗联合头颅局部放疗。此次入院复查头颅 MR3T(平扫+增强):胶质瘤术后复发。患者既往有"高血压"和"2型糖尿病"病史。患者诊断明确,入院后予调节免疫力,中药抗肿瘤、降低颅内压、减轻脑水肿等治疗。患者入院尿液常规检查无异常,1 周后出现肉眼血尿,尿常规示:尿白细胞(++),

尿蛋白(+),尿隐血(+++)。离心后镜检,尿红细胞以均一型为主,同时镜下见多个类虫体形态结构(图67-1),特征为:外观无色透明,粗短,头段钝圆。为进一步明确,以离心后尿沉渣涂片,瑞特-吉姆萨染色后油镜下观察,可见虫体结构(图67-2),虫体粗短,长约0.15mm,头钝尾尖,虫体内有体核。根据虫体特征,并请教南京医科大学寄生虫教研室,最终推断应为某类圆线虫杆状蚴,最大可能性为形态偏小的粪类圆线虫。追溯患者近期病史,其有用民间偏方自行服用草药治疗的经历,不排除有寄生虫感染的可能。该患者血常规嗜酸性粒细胞正常,粪便隐血阳性,镜检未见虫卵。随后患者血尿好转,多次尿液沉渣镜检均未见可疑虫体。

【形态学检验图谱】

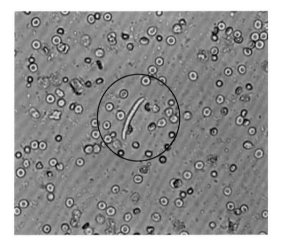

图67-1　虫体镜检(未染色)(×400)

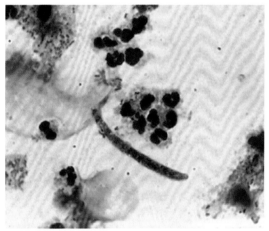

图67-2　虫体镜检(瑞特-吉姆萨染色)(×1000)

【分析与体会】

　　粪类圆线虫病主要分布于热带、亚热带地区,是一种机会性致病寄生虫。粪类圆线虫感染可分为自身感染、播散性超度感染。自身感染指局限于胃肠道的感染,播散性超度感染指除胃肠道外、其他组织器官受累。播散性感染多见于免疫功能受损患者,或使用免疫抑制剂如激素、细胞毒药物的患者。查阅近15年文献,多数为消化道和呼吸道感染为主,泌尿系统感染报道仅1例。

　　对于怀疑粪类圆线虫感染的患者,应详细询问患者病史及生产生活习惯,粪便、痰液或尿液等任何一类标本找到虫体即可确诊。因感染患者有间歇性、无规律的排虫现象,且虫体数量少,故不提倡用直接涂片法,应采用离心沉淀法以提高检出率。近年来出现了血清学的免疫诊断方法,该免疫诊断法采用鼠粪类圆线虫脱脂抗原作ELISA检查患者血清中特异性抗体,IgG抗体敏感度为80%~90%,对轻、中度感染者具有较好的辅助诊断价值。这对常规镜下检查的漏检是一个很好的补充,两者联合检测能更加提高该病的检出率。

(高丽,邮箱:13814031013@163.com)

68. 头发上的"小虫子"

【案例经过】

一天同事来找我说他家正上幼儿园孩子头发上有"小虫子",幼儿园里其他孩子也发现类似的现象,他觉得可能是"虱子",希望能有方法化验,并给予明确诊断。于是我让他把孩子带到医院检查,可见头发上附着有类似虫卵的颗粒状的东西,镜检卵圆形灰色寄生虫,1.2~2.0mm,均有 3 对足,前足细长,后足呈钩形巨爪,胸腹相连处无明显分界段,略似螃蟹。并发现虫卵存在。经有经验的专家鉴定为头虱及虫卵(图 68-1,图 68-2)。

【形态学检验图谱】

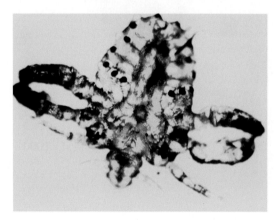

图 68-1　虱的成虫形态(×400)

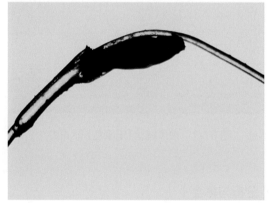

图 68-2　虱卵附着于毛发的形态(×400)

【分析与体会】

阴虱病(pediculosis pubis)是由阴虱引起的外阴部及其邻近部位的传染性皮肤病。根据形态和寄生部位的不同,可分为头虱、体虱和阴虱 3 种,分别寄生于人的头发、内衣和阴毛上。虱的生存依赖于人的血液,取食时,虱将口器刺入宿主皮肤,注入其唾液以防血液凝固,然后将血液吸进其消化系统,虱取食时可排出深红色粪便。阴虱的机械刺激和其分泌物的化学刺激或导致的变态反应可引起外阴皮肤瘙痒和皮损。随着生活条件及卫生条件的提高,阴虱病在城市不太常见,本病必要时可在显微镜或放大镜下辨认阴虱成虫或虫卵。检验医生应该了解其形态特征,以便准确的判断。

(冯涛,邮箱:ft0205@163.com)

69. 镜下的螃蟹:揪出潜伏在睫毛上的阴虱

【案例经过】

2012 年夏日,我在皮肤科门诊接诊了 1 例从眼科转诊而来的女性患者。该患者来我院首先就诊于眼科,自述"双侧眼睑、眼结膜红肿、瘙痒 1 个月余"。在当地医院就诊,诊断为"结膜炎",予抗生素眼药水滴眼并无好转。后患者自行购某种激素类滴眼液后症状加重。我院眼科医生首诊后发现患者眼睑皮疹较重,故请皮肤科医生会诊治疗。

接诊该女患者后,我仔细检查了其皮损,发现其双眼睑显著苔藓样改变,这是长时间用手搔抓后的皮肤改变。而眼睑边缘显著充血糜烂,有黄色结痂覆盖,眼结膜充血。为了仔细检查患者眼睑瘙痒原因,我将患者眼睑边缘部分痂皮去除后发现数根睫毛上附有串珠样小虫体,用棉签轻轻触碰后可见到虫体爬动。遂高度怀疑毛发寄生虫感染。当即取寄生虫送皮肤科实验室高倍显微镜下观察:整个虫体长宽几乎一致,状似螃蟹横行在显微镜下,头部有触角一对,有足 3 对,前足细长,中足、后足强壮,有钩形巨爪(图 69-1)。鉴定为阴虱。追问病史,该患者有多年的外阴瘙痒史,有婚外性生活史。患者否认其丈夫有类似症状,建议来院就诊,因故未来。

诊断明确后,嘱患者去除阴毛,并予 30% 百部酊清洗感染部位;因患者拒绝去除睫毛,故使用金霉素眼膏较厚地涂抹患者眼睑睫毛处。此外,嘱患者性伴接受类似治疗。1 个月后电话回访患者,诉眼部及外阴瘙痒等不适症状已经消失。

【形态学检验图谱】

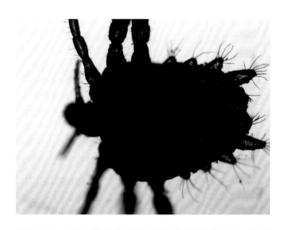

图 69-1 直接镜检发现螃蟹状的阴虱成虫(×400)

【分析与体会】

改革开放以后,人民生活水平显著提高,各种寄生虫感染疾病已经明显减少。以往皮肤科常见的头虱、体虱、头癣等病已经较少见诸于临床。阴虱已被认为是"性传播疾病"之一,在目前社会人员流动性较强的背景下,反而有流行的趋势,应该引起重视。

本例的特殊之处在于,就诊时患者以眼部症状为最重要的主诉,而阴虱主要寄生在阴毛,在眼部睫毛寄生,临床实属少见,比较容易误诊。而通过仔细的查体,不难发现活动的虫体及虫卵。通过显微镜下的观察,发现有状似螃蟹的成虫即可以诊断明确无误。至于为何阴虱感染于眼睫毛,最有可能的解释是通过附有虱卵或虫卵的脱落阴毛间接传到眼部而发病。

通过本例患者的实践,至少应得出两点体会:①加强临床对于阴虱病的认识、提高对这一疾病的警惕性;②在发病的早期,虱虫、虱卵繁殖较少不易被发现,容易漏诊、误诊,在无法确诊的情况下,需要重视直接显微镜检的作用,通过这一简单易行的检查手段,辅以基本的寄生虫形态学知识,完全可以做到明确诊断。

【箴言】

多把不明寄生物放到显微镜下仔细观察,往往会有惊奇。

(周炳荣,邮箱:bingrong.2002@163.com)

70. 六个月婴儿发现寄生虫? ——原来是香蕉惹的祸

【案例经过】

本院同事小孩,6个月,母乳喂养为主,辅食米糊。发现近几次大便中有黑色丝状物,心中疑虑焦急,怀疑寄生虫感染,遂送至我们检验学部检查。粪便为黄色糊状,中间夹有黑色丝状物,显微镜下观察排除寄生虫(图70-1)。仔细询问饮食情况,发现除了母乳以及米糊外,近日来每日食用香蕉,因此怀疑为香蕉代谢物。因此嘱咐停用香蕉后再观察粪便性状,后反馈停食香蕉后再未发现黑色丝状物。取新鲜香蕉显微镜下观察,发现香蕉中的丝状植物纤维形态学与粪便中发现的黑色丝状物相似(图70-2)。因此根据以上判断此次粪便中出现的黑色丝状物为香蕉的代谢产物。

【形态学检验图谱】

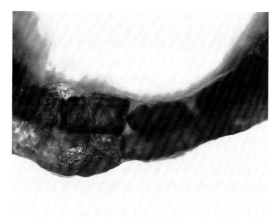

图 70-1　香蕉代谢物镜下结构 1(×400)

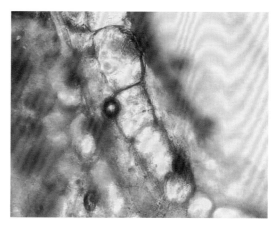

图 70-2　香蕉代谢物镜下结构 2(×400)

【分析与体会】

　　正常粪便固体成分主要为食物残渣、食糜、消化道分泌物、食物的分解产物、肠道脱落的上皮细胞、无机盐和大量的细菌等。我们可以通过显微镜检查粪便的病理成分,如细胞、寄生虫卵、真菌、细菌和原虫等。

　　正常情况下食物经过消化后,粪便中仅仅能见到无定型的小颗粒残渣,以及偶见少量脂肪小滴和淀粉颗粒。当食物消化不全时能看到不消化的食物残渣如肌纤维、结缔组织以及植物纤维和细胞等。此例中因为婴儿的消化功能弱,在食用香蕉后一些纤维直接排出而造成了家长的困扰。而笔者也曾经碰到过一些老人将粪便中未消化的食物纤维当做寄生虫而焦虑不已的案例。这就要求我们检验工作者在临床中碰到类似案例能够及时找出原因,解除疑虑。

(张丽霞,邮箱:ssrwater@126.com)

71. 重视蛔虫引起腹痛,避免误诊与漏诊

案例一

【案例经过】

　　患者万某某,老年患者,退休干部,喜欢生食食物(农村所谓凉拌菜),长期吸烟 50 年,每天纸烟 1~2 包,饮酒 40 年,每天 200~400g,已戒酒 10 年。10 年前因反复呕血为主要表现,在当地医院诊断"酒精性肝硬化失代偿期,食管胃底静脉曲张破裂出血,失血性贫血重度",多次予以抑酸,提高血浆 pH 值,血小板在碱性情况间接止血,降门脉高压,止血、输浓缩红

细胞纠正贫血等对症支持治疗,每次出血停止及贫血纠正后,好转出院。

3 天前上述症状加重,并出现腹痛,当时查血常规:白细胞计数 3.0×10⁹/L,血红蛋白 94.0g/L,血小板计数 32.0×10⁹/L,考虑酒精性肝硬化失代偿期食管胃底静脉曲张破裂出血,失血性贫血,重度。立即给予一般护理,卧床休息,监测生命体征,禁食;奥曲肽注射液 0.3mg+0.9% 氯化钠注射液 50ml 以 8.4ml/h 静脉泵入;泮托拉唑 Q6H 注射液,静脉滴入,止酸;凝血酶予以止血;输浓缩红细胞纠正贫血等。待患者出血控制后,进一步抽血查甲胎蛋白。酶法定性检查阳性,结合病史,患者无慢性乙型肝炎,在酒精性肝硬化下出现甲胎蛋白定性阳性,需要排除肝癌,进一步作上腹部 CT 平扫 + 增强提示:肝脏占位待排,建议出院到上级医院做肝穿刺活检排除肝癌。

出院后 1 个月,患者到重庆西南医院门诊做甲胎蛋白定量 19 250U/L,上腹部 CT 平扫 + 增强提示占位。考虑肝癌,建议住院治疗,但患者拒绝,2 个月再次出现呕血、腹痛入我院,诊断为:"原发性肝癌晚期,酒精性肝硬化失代偿期;食管胃底静脉曲张破裂出血;失血性贫血,重度",经上述治疗(不再重述)后,患者仍出现腹痛,多次考虑肝癌腹腔转移,予以常规癌性止痛,予以按照癌性疼痛阶梯镇痛治疗原则,开始予以曲马多注射液 100mmHg 肌注,镇痛治疗效果差,后予以啡注射液 50mg 止痛。第三天患者解黑稀便量约 80ml,同时家属发现一颗长约 10cm 蛔虫(未留照片),并查到蛔虫卵(图 71-1,图 71-2)。最后予以阿苯达唑片 0.2g 连续 3 天晚上睡前口服后,患者腹痛好转出院。患者于诊断原发性肝癌后半年内死亡。

【形态学检验图谱】

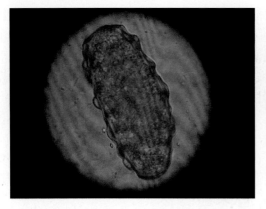

图 71-1　粪便涂片中的蛔虫卵 1(×400)
未受精蛔虫卵,长椭圆形,卵壳薄,内充满折光性颗粒

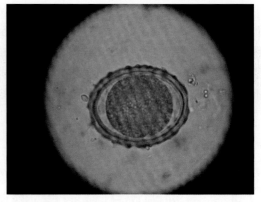

图 71-2　粪便涂片中的蛔虫卵 2(×400)
受精蛔虫卵,卵壳厚,中间有一大而圆的卵细胞,与卵壳间有新月形空隙

【分析与体会】

本病例患者为老年患者,有吸烟、饮酒等肿瘤危险因素,在酒精性肝硬化基础上出现腹痛性质改变,患者无慢性肝炎病史,同时进一步行甲胎蛋白定性及定量,上腹部 CT 平扫 + 增强:见高密度灶,未作肝穿刺活检进一步明确。在此情况下患者出现疼痛加重,作为临床医师考虑癌性疼痛,处理上根据阶梯性镇痛原则予以镇痛以提高晚期癌症患者生活质量,但患者有生食食物病史,家属发现蛔虫,并予以查蛔虫卵及驱虫治疗后患者腹痛好转出院。如

果此病例在诊疗过程中仔细询问腹痛情况,仔细体格检查,就可能早期查大便找到蛔虫卵,早期予以驱虫治疗,而不会误判为癌性疼痛给予镇痛,并考虑镇痛效果不理想,又予以升阶梯镇痛。此病例提示重视询问病史、详细体格检查,合理规范用药后评估是消除临床医师定势思维三大法宝,希望大家认真体会。

【吴云峰副主任医师点评】

本病例患者虽然在临床上诊断原发性肝癌:结合患者无慢性乙肝病史,但有明确酒精性肝硬化病史基础上,出现甲胎蛋白定性及定量试验阳性,上腹部 CT 平扫 + 增强发现腹部包块,在诊断原发性肝癌阳性率可达到 85%。但本例患者腹痛考虑是由蛔虫引起的,进一步肝穿刺活检后,一方面从形态学明确是不是肝癌;另一方面,可以评估预后及下一步治疗方案;再一方面,可以了解转移性肝癌情况等。总之,形态学在肿瘤诊断中至关重要,但是由于创伤性操作,可能部分不选择,甚至造成误诊情况时有发生。

(周义,邮箱:zhouyizmc02@163.com)

案例二

【案例经过】

来自农村的儿童患者李某,男性,7 岁,近几天来出现食欲不振、恶心、轻度腹泻,常出现脐周一过性隐痛,痛无定时,夜间磨牙等。遂到我院就医,行粪便常规检查:发现蛔虫卵(见图 71-1,图 72-2)。以小儿蛔虫病入院治疗,临床采用甲苯达唑驱虫治疗。3 天后患者症状消失,粪便涂片未见虫卵,允许出院。

【分析与体会】

蛔虫病(*ascariasis*)是由似蚓蛔线虫(简称蛔虫,*Ascarilumbricoides*)寄生于人体小肠或因幼虫移行症寄生于其他器官所引起的寄生虫病。国内流行广泛,儿童发病多见。临床表现依寄生部位、感染程度不同而有很大差异,仅限于肠道时称肠蛔虫病。多数肠蛔虫病无自觉症状,儿童患者常有不同程度的消化道症状。蛔虫成虫可钻入胆管、胰腺、阑尾及肝脏等部位导致严重后果;或因幼虫移行至肺部、眼、脑、甲状腺及脊髓等器官,导致相应的异位性病变。较严重的有胆道蛔虫症、胰腺炎、阑尾炎、肠梗阻、肠穿孔合并腹膜炎等。

蛔虫病实验室检查方法有:

(1)肠道蛔虫感染者外周血血常规多为正常,急性感染期及幼虫移行期,白细胞总数和嗜酸性粒细胞增多;

(2)病原检查:直接涂片法是诊断肠道蛔虫病的常用方法。直接涂片阴性而症状典型者,可采用沉淀集卵法或饱和盐水漂浮法或改良加藤法以提高虫卵检出率。

(3)免疫学检查:成虫抗原皮内试验阳性率可达 80% 以上。其阳性可提示早期蛔虫感染或有雄虫寄生,有助于流行病学调查。血清免疫球蛋白检测:IgG 及 IgE 可呈高水平,但无特异性。

【吴云峰副主任医师点评】

20 世纪 70 年代以前,由于生活条件与卫生条件差,对人畜粪便管理意识不够等原因,蛔虫病较为常见,尤其是在农村。现在,随着人民生活条件的改善、教育水平的提高、国家对公共卫生设施的投入,以及化肥的广泛使用,寄生虫传播途径被阻断,蛔虫病目前已非常罕见,但是在一些边远山区和农村蛔虫病仍时有发生。预防蛔虫感染要养成良好的卫生习惯,饭前便后洗手。肠道有蛔虫的患者,在进行驱虫治疗时,用药剂量要足,以彻底杀死成虫,否则蛔虫因轻度中毒而运动活跃,可能会钻入胆道而发生胆道蛔虫症。

(梁立全,邮箱:liang8621369@163.com)

72. 狗拿耗子,多管闲事:细胞学检查检出新生隐球菌感染

【案例经过】

患者孙某,男性,53 岁,因突发头痛 4 天入院,该病例特点总结如下:患者 4 天前受凉感冒后出现头痛,呈全脑胀痛,无发热、恶心、呕吐,于当地输液治疗后可短暂好转,以"中枢神经系统感染?"收入徐州医科大学附属医院神经内科病房。近日患者头痛明显,烦躁,出现有一过性意识丧失,持续数秒钟后自行缓解。抽取脑脊液检查,脑脊液生化:葡萄糖 2.1mmol/L,蛋白 0.9g/L;脑脊液常规:潘氏试验为弱阳性;体液白细胞计数 42.0×10⁶/L,多核细胞百分比 85.8%,多核细胞计数 36.0×10⁶/L;脑脊液免疫球蛋白 A 23.8mg/L,脑脊液免疫球蛋白 M 3.6mg/L。细胞学检查发现有较多非细胞成分,圆形或卵圆形,比淋巴细胞小或稍大,有出芽现象,出芽的菌体呈葫芦形或哑铃形,有较厚的囊(图 72-1,图 72-2)。细胞学诊断为未查见恶性肿瘤细胞,可见真菌样物质,建议墨汁染色,将剩余的标本送微生物室找到新型隐球菌。治疗上加强脱水降颅压治疗,并予两性霉素及氟康唑抗真菌治疗。后期,病毒全套检查示 HIV 感染强阳性,建议转入传染病院继续治疗。

【形态学检验图谱】

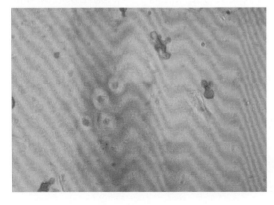

图 72-1　液基薄片巴氏染色 1(×1000)
可见菌体比淋巴细胞小或稍大,有出芽现象,出芽的菌体呈葫芦形或哑铃形

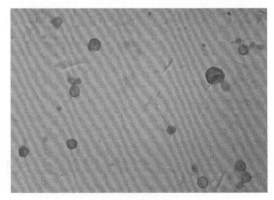

图 72-2　液基薄片巴氏染色 2(×1000)
可见较厚的囊

【分析与体会】

　　新型隐球菌属于人体正常菌群,当细胞免疫功能低下时,新型隐球菌可经呼吸道侵入人体。新型隐球菌在人类感染有中枢神经系统倾向,常见脑膜、脑实质同时受累[1]。新型隐球菌是 AIDS 患者常见的机会性感染病原体,近几年来,由于 AIDS 患者数激增且细胞免疫水平显著低下,AIDS 合并新型隐球菌感染人数呈逐年上升趋势[2]。脱落细胞学检查是检测脑脊液肿瘤转移、白血病浸润的金指标,在未检出有意义的细胞时,其他微生物也应在镜检时注意。此例患者为 HIV 感染强阳性,因此在脑脊液中见到大量出芽状细菌,考虑新生隐球菌感染可能大,建议墨汁染色查到新生隐球菌,患者得到及时的诊断及系统治疗。因此,非分内之事,也不应袖手旁观,各科室联动使病菌无处遁形。

参考文献

[1] 杨怀琴,冯泽甫.新型隐球菌脑膜炎 12 例诊断体会.实用神经疾病杂志,2005,8(1):37-38.

[2] Bicanic T,Harrison TS. Cryptococcal meningitis. Brmed-bull,2005,72(1):99-118.

（朱玉秋,邮箱:xzzlq1678@163.com）

73. 蓝氏贾第鞭毛虫确诊方法——滋养体染色镜检

【案例经过】

　　患者为中年男性,建筑工人,因"腹痛、腹泻半小时"就诊于本院急诊科,4 小时前于街边食用烤肉串、凉菜,饮用啤酒约 2000ml,饮食前未洗手。既往体健。值班医生开血常规加便常规检查。实验室检查结果:血常规:白细胞计数 12.3×10⁹/L,中性粒细胞占 81.0%,血红蛋白 147.0g/L,血小板计数 216.0×10⁹/L;便常规:黄色,稀水样便,直接取稀便涂片镜检发现红细胞、白细胞未找到,可见倒梨形,翻滚运动的虫体,3~5 个 /HP,随取少量稀便涂片,以戊二醛固定 2 分钟,自来水冲洗,晾干,行瑞特 - 吉姆萨染色 3 分钟,晾干后以油镜镜检,发现蓝氏贾第鞭毛虫滋养体(图 73-1~ 图 73-4),结合临床症状及发病过程可确诊为蓝氏贾第鞭毛虫感染。并迅速报告给接诊医生,遂给予甲硝唑 2g/d,疗程 3 天,并嘱注意个人卫生,禁饮生水。3 天后复查便常规,未发现寄生虫。

【形态学检验图谱】

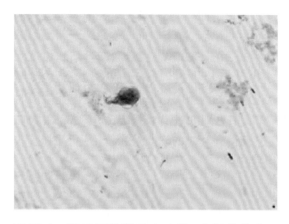

图 73-1　蓝氏贾第鞭毛虫瑞特 - 吉姆萨染色 1
（×400）

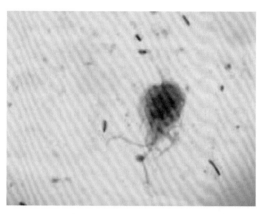

图 73-2　蓝氏贾第鞭毛虫瑞特 - 吉姆萨染色 2
（×1000）

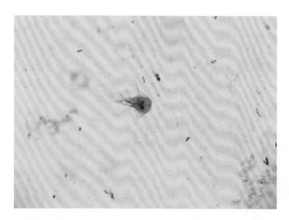

图 73-3　蓝氏贾第鞭毛虫瑞特 - 吉姆萨染色 3
（×400）

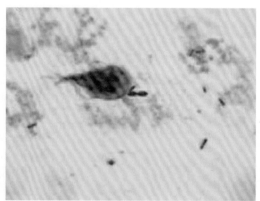

图 73-4　蓝氏贾第鞭毛虫瑞特 - 吉姆萨染色 4
（×1000）

【分析与体会】

（1）蓝氏贾第鞭毛虫已被 WHO 列为危害人类健康的十大寄生虫之一,其可造成患者腹泻、上腹不适、乏力、眩晕等症状。因此,将其与症状类似的隐孢子虫病以及形态类似的阴道毛滴虫鉴别诊断尤为重要(表 73-1)。

（2）随着免疫技术和分子生物技术的快速发展,虽然开发了多种检测方法,但均存在共同确定操作复杂,费用较高,测定时间长,特异性稍差等缺点[1]。因此,作为金标准的实验室显微镜检查作用是无法替代的。

就本案例而言,凌晨时分的一个最基本的常规检查加瑞特 - 吉姆萨染色即可确诊,用最短的时间给临床提供具有诊断价值的信息,对患者治疗及预防疾病传染节约了宝贵时间。试验人员的责任心和识别能力在本类疾病的准确检测中起着至关重要的作用,二者稍有纰

表 73-1　蓝氏贾第鞭毛虫、微小隐孢子虫和阴道毛滴虫区别

	蓝氏贾第鞭毛虫	微小隐孢子虫	阴道毛滴虫
临床表现	腹泻和消化不良	腹痛、水样泻、呕吐及发热	阴道分泌物增多,呈泡沫状,恶臭味,外阴瘙痒
滋养体形态	倒置梨形,一对细胞核位于虫体前端 1/2 的吸盘部位;有前、后侧、腹侧和尾鞭毛 4 对	卵囊呈圆形或椭圆形,成熟卵囊内含 4 个裸露的子孢子和残留体	呈梨形或椭圆形,有折旋光性,具 4 根前鞭毛和 1 根后鞭毛
染色方法	瑞特 - 吉姆萨染色	改良抗酸染色	瑞特 - 吉姆萨染色
传播途径	水源传播	相互接触传播	直接传播,主要通过性交传播

漏就可能导致误诊,延误治疗;或导致疾病传染给他人造成严重后果。目前因人们生活水平的提高,寄生虫发病率较低,寄生虫检验水平也随之下降,尤其是有些青年检验人员几乎不认识常见的寄生虫。本人感觉日常可通过典型图片加强寄生虫学习,发现有意义的标本后可以以实际标本考核并给予评论分析。经过一段时间的训练,相信我们的寄生虫检验水平会得到大幅提高。

【箴言】

利用显微镜检查确诊常见寄生虫,我们可以胜任吗?

参考文献

[1] 朱海波,李国清 . 蓝氏贾第鞭毛虫检测方法的研究进展 . 国际医学寄生虫病杂志,2010,37(5):284-288.

(尹志辉,邮箱:www.yin.cn@163.com)

74. 泌尿系统感染:寻找看不见的“敌人”

【案例经过】

　　女性,25 岁,技术员,因尿频、尿急、尿痛 3 天来诊。患者 3 天前无明显诱因发生尿频、尿急、尿痛、伴耻骨弓上不适,无肉眼血尿,无水肿,无腰痛,不发热,因怕排尿而不敢多喝水,同时服止痛药,但症状仍不好转来诊。发病以来饮食、睡眠可,大便正常。既往体健,无排尿异常病史,无结核病史和结核病接触史,无药物过敏史。个人史和月经史无特殊,半个月前结婚。实验室检查:Hb 130.0g/L,WBC 9.2×10⁹/L,N 70.0%,L 30.0%,PLT 230.0×10⁹/L;尿蛋白(-),WBC 30~40 个 /HP,RBC 0~3 个 /HP;粪便常规(-);清洁中段尿培养及计数显示大肠埃希菌生长(图 74-1),数量≥10⁵/ml;尿沉渣涂片结果见图 74-2。根据其临床症状与实验室检查诊断为泌尿系统感染,其致病菌为大肠埃希菌。嘱患者多饮水,予以抗感染治疗后患者症状消失,恢复正常。

【形态学检验图谱】

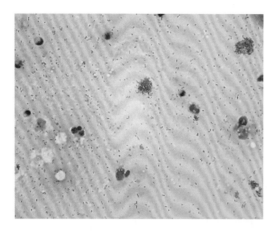

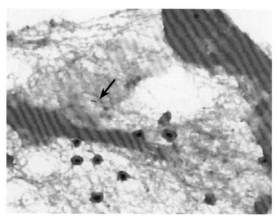

图 74-1　培养后的大肠埃希菌革兰染色(×1000)　　图 74-2　尿液沉渣涂片革兰染色(×1000)

【分析与体会】

　　泌尿系统感染 95% 以上是由单一细菌引起的。90% 门诊患者和 50% 左右住院患者的病原菌是大肠埃希菌;变形杆菌、产气杆菌、肺炎克雷伯菌、铜绿假单胞菌、粪链球菌等见于再感染、留置导尿管、有并发症之尿路感染者;白念珠菌、新型隐球菌感染多见于糖尿病及使用糖皮质激素和免疫抑制药的患者及肾移植后;金黄色葡萄球菌多见于皮肤创伤及吸毒者留置导尿管、神经源性膀胱、结石、先天性畸形和阴道、肠道、尿道瘘等。实验室检查包括血常规、尿常规、尿涂片镜检细菌、中段尿细菌培养及药敏、血液细菌培养及药敏、肾功能检查等,其中中段尿细菌培养及药敏是寻找病原菌的关键手段,实验室越早发现病原菌,患者的诊断及治疗越能及时。病毒、支原体感染虽属少见,近年来有逐渐增多趋向。

(范博,邮箱:fanbo_medical@yeah.net)

75. 支气管肺泡灌洗液检查查见粪类圆线虫

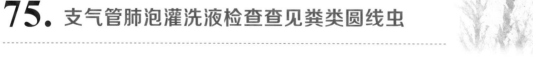

【案例经过】

　　患者,男性,74 岁。患者于 3 个月前无明显诱因出现咳嗽、咳痰,伴活动后气促。经止咳化痰等对症治疗,及抗细菌、真菌治疗均未见明显改善。13 天前病情突然加重,出现咯血、发热,体温最高达 38.9℃。家人立即将患者转院,入院查体:桶状胸,语颤减弱,双肺叩诊呈过清音,双肺呼吸音低。胸部 CT:慢性支气管炎,肺气肿伴多发肺大疱;两侧胸腔少量积液,两侧胸膜轻度增厚;右肺上叶前段结节。支气管镜:右上叶前段脓栓阻塞。行肺泡灌洗液常规检查示:血性混浊,蛋白质(+),细胞总数 4800.0×10⁶/L,白细胞数 150.0×10⁶/L,离心涂片后瑞特 - 吉姆萨染色细胞分类,中性粒细胞 86.0%,淋巴细胞 4.0%,巨噬细胞 10.0%,全片观察,找到粪类圆线虫(图 75-1)。粪便常规黄色软便,查见粪类圆线虫(图 75-2)。粪类圆线虫幼虫长约 0.2~0.35mm,可见双球状咽管,末端尖细且短,生殖原基可见,口囊较短。

追问病史,患者一年前诊断自身免疫性胰腺炎,一直服用泼尼松,且患者有生食螺类的习惯。经阿苯达唑及对症治疗 8 周后,患者情况好转。

【形态学检验图谱】

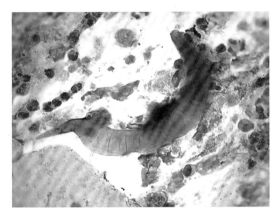

图 75-1 肺泡灌洗液中可见粪类圆线虫(瑞特 - 吉姆萨染色 ×1000)

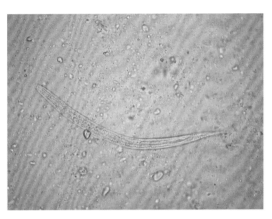

图 75-2 粪便中可见粪类圆线虫(×400)

【分析与体会】

该患者喜生食螺类等容易导致寄生虫感染的食物,又因患自身免疫性胰腺炎长期服用糖皮质激素导致抵抗力低下,使寄生于肠道内的粪类圆线虫迅速繁殖,通过小血管、淋巴管移行到肺部出现呼吸道症状。幼虫在肺脏移行时,可引起过敏性肺炎和哮喘,表现为轻度发热、咳嗽、咳痰,其症状与肺结核相似。该患者呈慢性阻塞性肺部疾病进行性加重,胸部 CT、胸部正位片均可见肺部炎症。我们在肺泡灌洗液中找到粪类圆线虫,幼虫移行引起的肺毛细血管破裂出血可认为是该患者咯血的原因之一。

【周道银主任技师点评】

粪类圆线虫病诊断主要依据粪便检查。检查宜用新鲜粪便,连续 3 次可提高检出率。除肠道外,肺部是粪类圆线虫侵犯的常见部位,这与丝状蚴生活史与感染过程有关。幼虫侵入宿主后发育分四期,即丝状蚴后期、童虫前期、童虫期、成虫期,以上四期均可在肺和支气管内查见。此病例提醒我们,在进行粪便及肺泡灌洗液检查时,还应注意观察是否有寄生虫存在。

(满艳茹,邮箱:196329147@qq.com)

76. 支气管肺泡灌洗液中的耶氏肺孢子菌

【案例经过】

患者,男性,39岁,6个月前因"尿毒症"行"同种异体肾移植术",术后恢复良好,常规做抗排异等治疗。4天前没有明显诱因下出现咳嗽、咳痰,伴发热、胸闷、气急不适,无寒战,无肾移植区不适,无排尿异常。胸部CT提示"双侧肺炎",考虑"肺炎、肾移植术后",给予抗病毒、广谱抗生素治疗多日,病情始终未见缓解。

遂进行纤维支气管镜检查,术后送检支气管肺泡灌洗液(BALF),BALF呈淡白色,微浊,细胞总数480.0×10⁶/L,白细胞数360.0×10⁶/L,中性粒细胞1.0%,淋巴细胞3.0%,单核细胞96.0%。从细胞分类上看是一份正常的BALF标本。请周道银教授审核标本时,他指着一块粉红色斑片、云雾状团块(图76-1)说:"注意这里,像耶氏肺孢子菌的滋养体和包囊的聚集团,找到侵袭的包囊后赶紧联系临床。"仔细观察,发现了一个被巨噬细胞吞噬的包囊(图76-2),包囊呈圆形或椭圆形,略小于红细胞,囊壁不着色,透明似晕圈状或环状,成熟包囊内含有4~8个香蕉子样囊内小体(或称子孢子),各有1个核。囊内小体的胞质为浅蓝色,核为紫红色。观察全片我们又查见了多处粉红色斑片、云雾状耶氏肺孢子菌滋养体团,不留心非常容易误认为杂质而漏诊。立刻报告临床,查见耶氏肺孢子菌,临床确诊耶氏肺孢子菌肺炎(PCP),给予磺胺甲噁唑(SMZ)治疗,病情好转。

【形态学检验图谱】

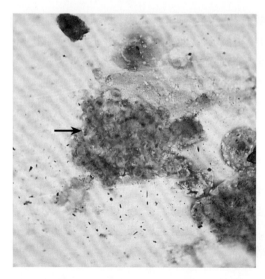

图76-1 耶氏肺孢子菌滋养体(瑞特-吉姆萨染色×1000)

斑片、云雾状的滋养体团中隐约可见多个包囊

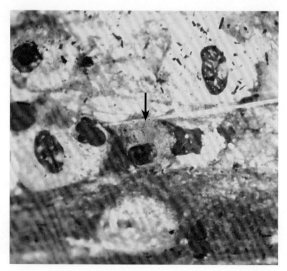

图76-2 巨噬细胞吞噬耶氏肺孢子菌(瑞特-吉姆萨染色×1000)

箭头所指处为巨噬细胞吞噬的耶氏肺孢子菌包囊

【分析与体会】

耶氏肺孢子菌,早先命名为卡氏肺孢子虫(简称肺孢子虫),为机会致病寄生虫,广泛存在于人和其他哺乳动物的肺组织内,可引起 PCP。1981 年以来,PCP 成为艾滋病患者最常见的机会性感染,在最初缺乏 PCP 预防性治疗时,70.0%~80.0% 的艾滋病患者发生 PCP,成为艾滋病患者重要的致死因素。其次,恶性肿瘤、器官移植术后、恶性营养不良、大量的免疫抑制剂、抗肿瘤药物以及放射线照射等造成机体免疫功能低下,易诱发本病,且病死率高。在肾移植患者中发病率为 2.0%~11.0%,其临床起病隐秘,发展迅速,如未及时治疗,死亡率可达 49.0%。

由于该病无特异性症状、体征等,其同样具有咳嗽、发热、进行性呼吸困难等常见普通肺炎症状。影像学表现为双肺片状渗出影,临床上易误诊,从而延误病情。BALF 涂片检查见卡氏肺孢子虫包囊能早期确诊,方法可靠。而 PCP 暂时不能进行体外培养,其临床诊断比较难,目前,病原学诊断主要通过咳深部痰、BALF 及肺部活检等取得标本并借助特殊染色镜检寻找病原体。据文献报道,痰标本 PCP 总阳性率达 46.8%,BALF 标本阳性率为 52.0%,BALF 联合经纤维支气管镜肺活检阳性率可达 94.0%~100.0%,因此,对 PCP 不应再局限于临床诊断,而应争取病原学诊断。早诊断早治疗,早期应用 SMZ 治疗成功率高,且费用低,可减轻患者负担。

【周道银主任技师点评】

近年来,随着抗肿瘤药物及免疫抑制剂的广泛使用 PCP 的发病率呈上升趋势,因其临床症状和影像学表现不典型,临床极易漏诊,延误治疗。临床工作中遇到了几例花了很长时间且大价钱治不好的肺炎,做个 BALF 和痰涂片,查见耶氏肺孢子菌后,用便宜的 SMZ 就治好了。可见 BALF 和痰常规细胞形态学检查的重要性,细胞形态学检查甚至是某些疑难病诊断的金标准。

(朱荣荣,邮箱:zhurrfight@foxmail.com)

77. 肺炎克雷伯菌肝脓肿:生死悬一线

【案例经过】

患者赵某,男性,42 岁,因"发热、胸闷、腹泻 5 天,加重伴呼吸困难 2 天"入院。患者 2013 年 4 月 8 日无明显诱因下出现发热,体温不详,伴畏寒,无寒战;伴胸闷,无咳嗽、咳痰,无流涕,无胸痛;伴腹泻,为黄色稀便,无脓血,共 2 次,量不多。4 月 11 日出现呼吸困难,伴乏力,来我院门诊就诊,予"头孢呋辛"抗感染,患者症状渐加重、神志淡漠,转至急诊抢救室,量血压 74/50mmHg,查血气示代谢性酸中毒,Lac 4.7mmol/L。考虑患者"感染性休克",予"亚胺培南西司他丁、替考拉宁"抗感染及补液、纠正酸中毒、升压等治疗。患者血压回升,但呼吸困难加重,查 pro-BNP 9310.0ng/L,予无创通气,利尿,患者呼吸困难略好转,感腹胀,收住 EICU。

入院后完善相关检查,血气分析(吸氧 3L/min):pH 7.5,PCO$_2$ 34.5mmHg,PO$_2$ 81.0mmHg,HCO$_3^-$ 26.8mmol/L,BE 4.0mmol/L,SpO$_2$ 97.0%;血常规:WBC 10.6×10^9/L,N 76.0%,L 14.6%,PLT 49.0×10^9/L;尿常规:BLD(++),尿酮体(++),RBC 151.6 个/ml,CRP 145.0mg/L;生化:TP 57.2g/L,ALB 28.5g/L,ALT 211.6U/L,AST 81.9U/L,LDH 515.0U/L,GGT 120.1U/L,ALP 121.4U/L,TBIL 22.9μmol/L,DBIL 11.5μmol/L;凝血功能:PT 15.5 秒,FIB 5.3g/L,APTT 14.9 秒,D-D 6.8mg/L;胸部多排 CT(2013-04-15):两侧胸腔积液,伴两肺下膨胀不全,左肺尖点状钙化灶,纵隔及左肺门多发小钙化灶;腹部增强 CT:肝右叶病灶,考虑肝脓肿;血培养(2013 年 4 月 13 日送检)回示:肺炎克雷伯菌(图 77-1)。追问病史,患者自述既往有“中耳炎”多年,平时在工地工作后常不洗手就用手指掏耵聍。遂予替考拉宁、奥硝唑、头孢哌酮钠/他唑巴坦钠联合抗感染治疗,异甘草酸镁保肝等对症支持治疗,患者病情好转后建议至肝脏外科行专科治疗。

【形态学检验图谱】

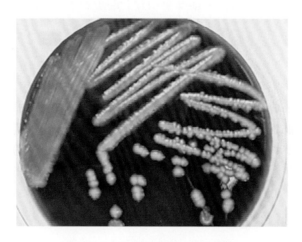

图 77-1　肺炎克雷伯菌菌落形态

【分析与体会】

细菌性肝脓肿是临床上常见的一种感染性疾病,可以危及患者的生命。近年研究发现,肺炎克雷伯杆菌已经取代了大肠埃希菌的地位,成为细菌性肝脓肿的主要致病菌,且容易发生于伴有糖尿病、脂肪肝等基础疾病或免疫功能低下的人群。细菌性肝脓肿的主要临床表现为发热、寒战,其次为腹痛、恶心、黄疸等。最常见的异常实验室检查结果为 CRP 及白细胞升高,血红蛋白和白蛋白下降。CT 是诊断肝脓肿的最佳检查方法,敏感度高达 97%。肺炎克雷伯杆菌肝脓肿多单发、实性、脓肿壁薄、脓肿周围无强化,且多房、多并发血栓性静脉炎及迁徙性感染。实性特征可能与抗吞噬作用及荚膜血清型有关。肺炎克雷伯杆菌快速入侵和破坏肝组织后,无充足时间使组织完全液化坏死,会出现多房囊、实混杂。

也有学者认为实性表现与糖尿病病史有关。脓腔内气体形成是肝脓肿的典型表现,肺炎克雷伯杆菌肝脓肿更易出现气体形成,甚至出现气液平面。对于细菌性肝脓肿病原菌作出准确的早期预判是非常重要和必要的。一方面,细菌培养受时间及环境等客观条件影响,在已使用经验性抗生素治疗情况下培养阳性率显著下降,延误确诊时间;另一方面,由于广谱抗生素的广泛应用,肺炎克雷伯杆菌耐药性增加,最终可导致难治性感染。肺炎克雷伯菌的细菌学特点使得肺炎克雷伯菌肝脓肿可通过影像学检查实现其初步诊断。

细菌性肝脓肿的治疗方法主要包括抗菌药物治疗和充分的脓汁引流。抗生素应尽早、足量、联合用药,细菌药敏试验对指导临床用药有很高的价值。目前临床上往往对直径大于3cm的脓肿行介入穿刺引流治疗,肺炎克雷伯菌肝脓肿早期引流量少。细菌性肝脓肿的治疗结果主要包括康复、迁徙性感染、死亡、脓肿破裂、肝坏死等,其中肺部并发症与迁徙性感染是影响预后的重要因素。而肺炎克雷伯菌肝脓肿出现迁徙性感染的发生率较高,目前认为是由肝脓肿血源性播散转移所致。

【张劲松主任医师点评】

肺炎克雷伯杆菌是院内感染及社区获得性感染的重要病原体,因耐药性较高且具有侵袭性,越来越受到临床医师的重视。临床治疗肝脓肿在获知细菌培养结果前多为经验性治疗,早期诊断肺炎克雷伯杆菌肝脓肿,并行针对性治疗,有助于改善预后。

(朱雯 马元,邮箱:zhuwennanyi@163.com)

78. ABPA:形态学诊断是福尔摩斯的放大镜

【案例经过】

患者顾某,老年女性,务农。近半年来咳嗽、咳痰,痰量多,白色黏痰,不易咳出,有拉丝现象,活动后有喘息症状。曾在社区医院就诊,输液治疗效果不佳,在当地县医院就诊查胸部 CT 示:两肺支气管扩张伴感染,两侧胸膜增厚,纵隔内大小不等淋巴结。血常规示:白细胞计数正常,嗜酸性粒细胞计数 3.6×10^9/L,嗜酸性粒细胞占 35.7%;肺功能:中度阻塞性为主的混合性肺通气功能障碍。

为进一步诊治,入住我院呼吸科检查发现,G 实验 164.2pg/ml,IgG 25.3g/L,CA125 95.0U/ml,CEA 19.9ng/ml,CA199 523.1U/ml,总 IgE(定量)>2000KU/L。变应原霉菌检测:链格孢霉(m6)0.62(1 级)KUA/L,多主枝孢霉(m2)<0.35KUA/L(0 级),烟曲霉(m3)13.32(3 级)KUA/L,青霉(m1)2.54(2 级)KUA/L,黑根霉(m11)<0.35(0 级)KUA/L,毛霉(m4)0.42(1 级)KUA/L,痰细菌培养见铜绿假单胞菌(图 78-1)。

PET-CT 示:双肺可见分支状高密度影,部分病灶内有钙化,其周围散在多发结节、斑片影,FDG 代谢轻度增高,考虑变态反应性肺曲菌病可能大;右侧甲状腺后、纵隔内气管前腔静脉后、隆突前、主肺动脉窗、隆突下、食管旁及双肺多枚肿大淋巴结,FDG 代谢轻度增高,考虑炎症所致可能性大;口咽部淋巴环 FDG 代谢对称性增高,考虑炎症反应;蝶窦炎症,双侧上颌窦真菌感染可能。双侧胸膜轻度肥厚;回盲部及盆腔内部分小肠 FDG 代谢阶段性轻度增高,考虑炎症或生理性摄取;部分椎体不同程度骨质增生。考虑变态反应性肺曲菌病。患者诊断明确,住院期间予头孢哌酮钠 / 他唑巴坦钠抗细菌、伏立康唑抗真菌、盐酸氨溴索化痰、甲泼尼龙琥珀酸钠抗炎平喘治疗后,症状好转。

【形态学检验图谱】

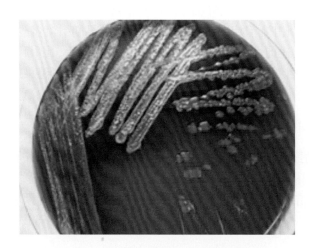

图 78-1　痰培养铜绿假单胞菌菌落形态

【分析与体会】

变态反应性肺曲菌病(allergic bronchopulmonary aspergillosis,ABPA),以机体对寄生于支气管内的曲霉(主要为烟曲霉)发生变态反应为主要特点。患者主要以咳、痰、喘反复发作为主要表现,其症状、体征无特异性,临床容易与支气管哮喘、支气管扩张、肺结核、慢性阻塞性肺疾病等混淆,误诊病例多见。

ABPA 的主要诊断标准包括:①支气管哮喘;②存在或以前曾有肺部浸润;③中心性支气管扩张;④外周血嗜酸性粒细胞增多(1000/μl);⑤烟曲霉变应原速发性皮肤试验阳性;⑥烟曲霉变应原沉淀抗体阳性;⑦血清抗曲霉特异性 IgE、IgG 抗体增高;⑧血清总 IgE 浓度增高(>1000ng/ml)。上述第⑥、⑦、⑧条指标阳性则可定为 ABPA 的血清学诊断。烟曲霉皮试阳性是诊断 ABPA 的必要条件。若皮试阴性,则可以排除 ABPA。

目前采用糖皮质激素 + 抗真菌药物作为 ABPA 的基本治疗药物。早期 ABPA 对类固醇激素治疗反应良好,而延误诊治可导致肺纤维化、支气管扩张,肺功能明显减退。然而,ABPA 在哮喘患者中的检出率仅占 5%,因此早期准确诊断及时治疗对患者病情转归具有重要意义。临床上 ABPA 极易误诊,若患者有气喘表现,肺功能示阻塞性通气功能障碍,外周血嗜酸性粒细胞增加,胸片示肺部浸润影呈游走性,多有中心性支气管扩张,可进一步查总 IgE、烟曲霉特异性 IgE、烟曲霉过敏原皮试以确诊。

【黄茂主任医师点评】

近年来,ABPA 在我国的发病率有增加趋势,该病少见却并非罕见,目前由于临床医师对该病的认识不足,导致该疾病的误诊率较高,延误患者治疗,从而引起肺组织的不可逆性损害,严重影响患者预后。进一步完善相关检查如血清总 IgE、烟曲霉特异性 IgE 水平及经纤支镜检查对于本病的诊断有至关重要的作用。

(刘亚南　查王健　葛爱,邮箱:woniu1988106@126.com)

79. 肺毛霉菌:快诊断早治疗

【案例经过】

患者李某,女性,66 岁。2008 年 10 月 6 日,患者因反复发热伴咳嗽 13 天收住入院。患者于入院前 13 天无明显诱因出现发热,体温波动在 38~39℃,伴咳嗽,咳少量黄痰,后有痰中带血,无明显胸痛,在当地医院予以抗感染治疗,症状无明显改善。既往体质欠佳,有"慢性支气管炎病"、"抑郁症"史。体格检查:T 39.0℃,P 84 次 / 分,R 18 次 / 分,BP 140/70mmHg,神清精神萎,唇稍绀,颈软,两肺呼吸音粗,未闻及干湿性啰音,心律齐,腹平软,无压痛、反跳痛,双下肢无水肿。

2008 年 9 月 9 日外院胸部 CT 示:双肺炎性病变;血常规示:WBC $14.6×10^9$/L,N 85.6%。入院后完善相关检查,血常规示:WBC $15.2×10^9$/L,L 10.6%,N 85.2%,ESR 45.0mm/h,CRP 94.4mg/L;血生化示:LDH 268.0μmol/L,TP 53.5g/L,ALB 27.0g/L;肿瘤标志物:CEA 8.9μg/L,CY21-1 4.5ng/ml;自身抗体三项、免疫五项、类风湿因子、痰真菌涂片、痰找抗酸杆菌、痰培养、结核抗体、军团菌抗体均未见异常。

2008 年 10 月 10 日支气管镜检查,刷检未见肿瘤细胞,灌洗液培养、结核 DNA、真菌均未见异常,肥达反应正常,血培养:路邓葡萄球菌。2008 年 10 月 13 日复查胸部 CT:两肺多发病灶性质待定。肺穿刺病理:肺真菌(毛霉菌)感染并坏死及肉芽肿形成。先后予"万古霉素、哌拉西林 / 他唑巴坦、莫西沙星"等抗感染,"兰苏"化痰,"氨茶碱"等对症治疗,2008 年 10 月 31 日予两性霉素 B 5mg/d,后逐日递增至 55mg/d,因有胃肠道反应,肌酐 155.4μmol/L 于 11 月 23 日暂停用药,11 月 26 日胸部 CT 复查与老片对比两肺病灶吸收好转(图 79-1,图 79-2),因患者及家属要求,予以出院。

【形态学检验图谱】

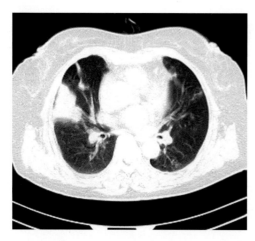
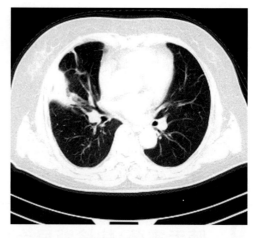

图 79-1　治疗前胸部 CT(2008.10.20)　　　图 79-2　治疗后胸部 CT(2008.11.25)

【分析与体会】

　　肺毛霉菌病(pulmonarymucormycosis)是由接合菌亚门接合菌纲毛霉菌目的根霉菌属、毛霉菌属、根粘菌属、犁头霉菌属、被孢霉菌属及丝状霉菌属引起的一种急性化脓性疾病,慢性感染罕见。临床上以毛霉菌和根霉菌较为常见。前者好侵犯肺,后者多累及鼻、鼻窦、眼眶、脑及消化道。毛霉菌可存在于正常人口腔和鼻咽部,一般情况下不致病。机体免疫功能降低时可侵入支气管和肺,产生急性炎症,并经血行累及脑和全身各脏器,也可通过吸入孢子而致病。原发性感染罕见。

　　本病最常见症状为发热、咳嗽。超过半数患者有咯血、胸痛和呼吸困难。毛霉菌穿透力极强,常侵蚀肺小动脉,导致肺动脉栓塞和肺梗死。如不及时治疗,患者多死于大咯血。病理特征是血管栓塞和组织坏死。肺呈实变,弹性差;切面显示大片出血伴新近的梗死。镜下见不同程度的水肿、充血、大片出血、坏死,伴中性粒细胞和浆细胞浸润,有时见到巨噬细胞;组织常呈化脓性变化,很少形成肉芽肿。本菌对血管具有特殊的亲和力,但很少侵入静脉,大多直接侵犯大、小动脉,导致血栓形成、邻近组织梗死、缺血和坏死。在血管壁内可见到10~20μm 的菌丝。在组织中,HE 染色菌丝呈淡蓝色,乌洛托品银染色显示最清楚。

　　毛霉菌病的临床表现错综复杂,鼻窦型、鼻脑型、鼻眶型者占 36.4%;肺部感染约占30.3%;其他类型约占 33.3%,包括胃肠型、皮肤型、血源播散型、注射污染型等。痰液直接涂片或培养找到毛霉菌,病理组织切片中发现血管壁内菌丝即可确诊。临床上必须与暴发性细菌性肺炎、病毒性肺炎及虫霉菌病(entomophthoromycosis)鉴别。该病的预后与基础疾病及毛霉菌病类型有关,积极控制原发病和早期抗真菌治疗可以降低病死率。治疗选择的药物包括两性霉素 B 和帕索康唑,伊曲康唑、伏立康唑对毛霉菌无效,卡泊芬净对接合菌无效。应强调早期诊断,病灶切除加两性霉素 B 治疗。

【黄茂主任医师点评】

　　毛霉菌穿透力极强,常侵蚀肺小动脉,导致肺动脉栓塞和肺梗死。如不及时治疗,患者多死于大咯血。因此尽快明确诊断对患者预后非常重要。肺毛霉菌病痰液、针吸及支气管肺泡灌洗液培养阳性率 <5%，确诊常需依赖组织病理。

（朱雯 赵欣，邮箱 zhuwennanyi@163.com）

80. 侧脑室外引流，细胞学监测继发感染很重要

【病案经过】

患儿，男性，1 岁，因午后发热 20 余天，间断呕吐抽搐伴神志不清 5 天于 2015 年 4 月 11 日入院。家属诉患儿于 20 余天前无明显诱因出现午后发热，体温多在 38~39℃，伴有喷射性呕吐，在当地诊所按感冒治疗无效。约 5 天前出现神志不清，伴四肢抽搐、牙关紧闭，至某儿童医院就诊，行头颅 CT 示重度脑积水，胸 CT 示两肺弥漫性粟粒状阴影，经神经内科会诊诊断为：结核性脑膜炎，重度脑积水；急性血行播散型肺结核。

患儿后转入某胸科医院，立即行侧脑室外引流术。侧脑室脑脊液常规 + 生化：白细胞计数 30.0×10⁶/L，单个核细胞占 80.0%，多个核细胞占 20.0%，蛋白质 2.7g/L，葡萄糖 3.1mmol/L，氯化物 115.0mmol/L，隐球菌乳胶凝集试验阴性，墨汁染色阴性，改良抗酸染色阳性（图 80-1，图 80-2）。给予抗结核、脑室内注药等治疗，患儿神志转清，未再出现抽搐，体温降至正常，复查头颅 CT 脑室较前明显缩小。侧脑室引流 2 周后逐渐提高引流管位置减少每日脑脊液引流量，患儿意识障碍未加重。3 周后夹闭引流管复查头颅 CT 脑室稍扩张，拟拔除引流管，患儿于 2015 年 4 月 25 日夜间再次出现高热，但无抽搐及意识障碍。

当时分析再次发热可能为糖皮质激素减量所致，不能排除引流管继发细菌感染可能，但观察引流管脑脊液清亮不支持感染，留取脑脊液行细胞学及培养，复查脑脊液常规及生化：白细胞计数 90.0×10⁶/L，单个核细胞占 75.0%，多个核细胞占 15.0%，蛋白质 0.9g/L，葡萄糖 1.8mmol/L，氯化物 105.0mmol/L，脑脊液细胞学呈中性粒细胞反应，见少量球菌，加做革兰染色和 MGG 染色为革兰阳性球菌（图 80-3~ 图 80-6），立即加用利奈唑胺抗革兰阳性球菌兼抗结核治疗，同时加用头孢菌素兼顾抗革兰阴性菌，并行脑脊液置换。抗感染治疗 2 天后体温正常，5 天后检验科细菌室报告脑脊液培养生长表皮葡萄球菌，抗感染 14 天后顺利拔除引流管。

【形态学检验图谱】

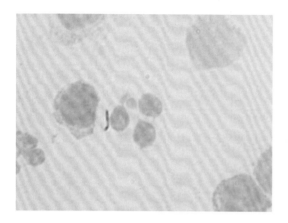

图 80-1　改良抗酸染色 1(×1000)

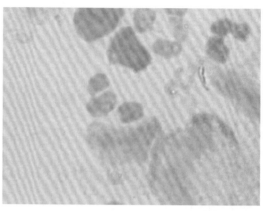

图 80-2　改良抗酸染色 2(×1000)

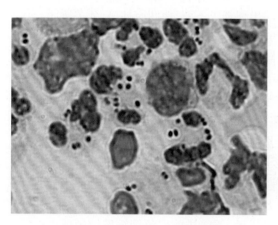

图 80-3　MGG 染色 1(×1000)

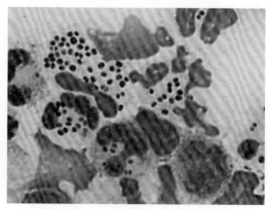

图 80-4　MGG 染色 2(×1000)

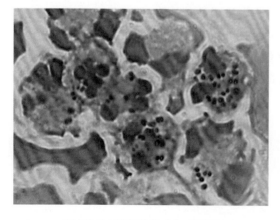

图 80-5　革兰染色 1(×1000)

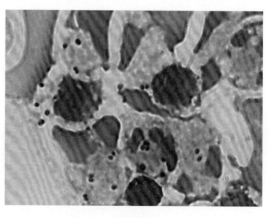

图 80-6　革兰染色 2(×1000)

【分析与体会】

梗阻性脑积水是结核性脑膜炎的严重并发症,早期积极干预治疗脑积水十分有利于结核性脑膜炎合并脑积水患者的预后。侧脑室外引流是临床处理急性脑积水的快速、简便、易行的方法,可迅速缓解颅内高压,减轻脑积水,且不易形成脑疝,但可因引流管留置时间的延长而增加继发感染的几率。

此病例引流管留置3周后出现发热,当时脑脊液清亮,检验科脑脊液常规白细胞总数也不是很高,仍以单个核为主,如无细胞学表现为中性粒细胞反应,虽镜下看见球菌,可能会误以为制片染色时细菌污染,后行革兰染色见革兰阳性球菌加以证实,及时加用相应抗生素,为治疗干预取得先机,如待细菌培养结果再干预可能延误病情而致预后不佳。因此,侧脑室外引流患者,应多次、定期行脑脊液细胞学检查,动态观察细胞分类及形态,可及时判断是否继发细菌感染。

【张齐龙主任医师点评】

侧脑室外引流术作为结核性脑膜炎合并脑积水的有创性治疗措施,临床观察疗效确切,但经引流管继发颅内细菌感染是不能忽视的问题。特别是在我院侧脑室外引流术经改良后引流管可留置4周左右,尤其需密切观察引流管是否继发感染。脑脊液细胞学方法简单易行,可动态观察脑脊液细胞反应,间接或直接反映引流管是否继发感染。

(况卫丰,邮箱:kwf83@163.com)

81. "结脑"治疗过程合并"隐脑",少见

【病案经过】

患者,男性,62岁,因"诊断并治疗结核性脑膜脑炎17个月余,发热伴头晕10余天"于2014年4月20日入院。患者于2012年11月14日因"反复头痛1个月余"在某胸科医院住院诊治,经完善检查,诊断为:结核性脑膜脑炎;陈旧性肺结核。予HRZEV抗结核、护肝、脱水等治疗,病情好转,于2012年12月18日出院。出院后坚持服药,10余天前感冒后出现头晕,伴发热,予抗感染治疗后热退,但仍感头晕,无视物旋转,无呕吐,再次入某胸科医院。

入院后复查头颅MRI平扫+增强扫描提示双侧侧脑室扩张,右侧额叶脑沟内见斑点状强化,脚间池见线样强化,与2012年11月比较原枕叶强化结节、双外侧裂强化已完全吸收。复查胸部CT原陈旧性病灶较前无变化。2014年4月24日行腰穿测颅压150.0mmH_2O,脑脊液常规+生化:白细胞计数80.0×10^6/L,单个核细胞占90.0%,多个核细胞占10.0%,蛋白质1.0g/L,葡萄糖1.5mmol/L,氯化物106.0mmol/L,墨汁染色阴性,普通菌培养阴性,改良抗酸染色阴性。因考虑患者结核性脑膜脑炎诊断明确,未行隐球菌荚膜多糖抗原乳胶凝集试验检测。给予更改抗结核方案加强抗结核治疗并加用糖皮质激素,患者仍间断低热,并出现视

物模糊、记忆力下降。

2014 年 4 月 28 日复查腰穿测颅压 200.0mmH$_2$O,脑脊液常规 + 生化:白细胞计数 120.0×10^6/L,单个核细胞占 80.0%,多个核细胞 20.0%,蛋白质 1.5g/L,葡萄糖 1.1mmol/L,氯化物 101.0mmol/L,墨汁染色阴性。2014 年 4 月 29 日脑脊液细胞学提示脑脊液细胞学呈淋巴细胞为主的混合细胞反应,见隐球菌(图 81-1,图 81-2)。当日立即开始抗真菌治疗并保留部分抗结核药物。2014 年 5 月 4 日复查腰穿,脑脊液检验科墨汁染色仍阴性,但脑脊液细胞实验室墨汁染色(图 81-3,图 81-4)及隐球菌荚膜多糖抗原乳胶凝集试验均阳性。抗真菌治疗半个月后患者临床症状明显缓解,抗真菌治疗 9 个月停药。

【形态学检验图谱】

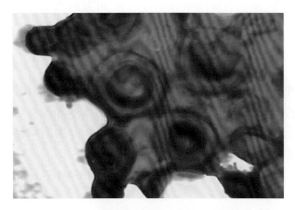

图 81-1　隐球菌 MGG 染色(×1000)

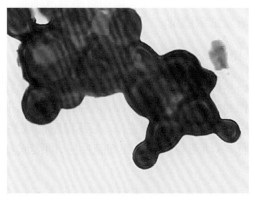

图 81-2　隐球菌 MGG 染色(×1000)

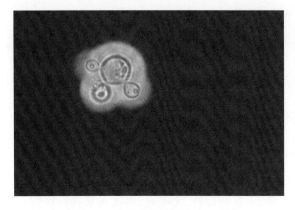

图 81-3　隐球菌墨汁染色(×400)

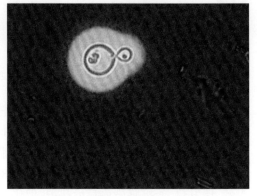

图 81-4　隐球菌墨汁染色(×400)

【分析与体会】

新型隐球菌在自然界分布广泛,大多从呼吸道吸入,形成肺部病源,经血流播散于全身各器官,30%~50% 的该病患者有较严重的全身性疾病。隐球菌性脑膜炎临床表现包括头痛、发热、精神异常、脑神经损害症状等,其与影像学检查无明显特异性,故隐球菌性脑膜炎早期误诊率高达 50%。脑脊液墨汁染色及培养是诊断的金标准,但文献报道隐球菌性脑膜炎早期首次墨汁染色阳性率仅为 58.1%,检验人员容易忽略新的隐球菌变种,或者容易把少量的隐球菌误为白细胞。而脑脊液培养时间长不利于早期诊断,阳性率也不高。脑脊液细胞玻片离心沉淀 MGG 染色收集效率高,染色后细胞形态保持完整,不易破坏,形象直观,分类准确,技术操作简便,易观察且不易漏诊,其诊断隐球菌性脑膜炎阳性率可达 94%,对于早期及治疗后期患者,脑脊液中隐球菌数量少,脑脊液细胞学技术可以检出极少量的隐球菌。

【张齐龙主任医师点评】

本例患者诊断为结核性脑膜脑炎合并隐球菌性脑膜炎,2012 年起病后经抗结核治疗后症状完全缓解,颅内病灶吸收,结核诊断是明确的。17 个月后症状加重,根据既往病史,极易误诊为结核性脑膜炎复发,但患者一直规律抗结核治疗且当时并未停药,需考虑其他疾病的可能,脑脊液细胞学技术使患者得以早期明确隐球菌性脑膜炎诊断。

(况卫丰,邮箱:kwf83@163.com)

82. 狼疮患者得的到底是"结脑"还是"隐脑"?

【案例经过】

这是一个 25 岁的女性患者,因"头痛、发热 2 个月"于 2015 年 11 月 23 日入院,头痛呈持续性,清晨胀痛明显,2 个月来一直有持续低热,最高 38.5℃,多在夜间和凌晨体温升高,伴恶心、四肢乏力和多汗。11 月 17 日外院行腰穿,压力 400.0mmH$_2$O,脑脊液:细胞总数 120.0×10^6/L,白细胞计数 24.0×10^6/L,多个核占 80.0%,蛋白质 0.5g/L,葡萄糖 2.3mmol/L,氯化物 122.0mmol/L。患"系统性红斑狼疮"近一年,目前口服甲泼尼龙和羟氯喹片,已行环磷酰胺免疫抑制治疗 7 次。诊断考虑:头痛、发热查因;颅内感染;狼疮脑病。

由于患者既往有系统性红斑狼疮病史,现出现头痛、发热、颅压明显增高,首先需排除是否有狼疮脑病的可能。实验室检查血沉不高,结缔组织全套、狼疮全套正常,说明狼疮病情尚稳定,且患者以颅高压为唯一表现,缺乏精神及癫痫等狼疮脑病症状,结合脑脊液检查结果,重点考虑颅内感染。头部 MRI 平扫 + 增强和肺部 CT 均无异常。11 月 24 日腰穿压力 210.0mmH$_2$O,脑脊液:白细胞计数 184.0×10^6/L,多个核占 75.0%,蛋白质 0.5g/L,葡萄糖 2.1mmol/L,氯化物 121.0mmol/L。脑脊液细胞学:中性粒细胞 48.0%,淋巴细胞 42.0%,单核细胞 10.0%,淋巴和单核细胞均有部分激活,未见隐球菌。根据细胞学呈明显混合细胞反应的特点,需考虑结核性脑膜炎或者隐球菌性脑膜炎的可能。脑脊液离心涂片墨汁染色未见隐球菌,脑脊液隐球菌抗原检测(胶体金法)弱阳性,血清抗原检测阴性。隐球菌性脑膜炎不除外。改良抗酸染色阴性,T-SPOT 阳性,结核性脑膜炎也不除外。

11 月 29 日腰穿压力 300mmH$_2$O,脑脊液:白细胞 72×10^6/L,多个核 55%,蛋白质 0.57g/L,葡萄糖 1.78mmol/L,氯化物 118mmol/L,细胞学仍呈中性粒细胞为主的混合细胞反应,中性粒细胞 56.0%，淋巴细胞 38.0%，单核细胞 6.0%，未见隐球菌，墨汁染色仍阴性，抗原检测仍为弱阳性。患者颅压、脑脊液蛋白进一步升高，葡萄糖越来越低，病情恶化，11 月 30 日开始诊断性抗结核治疗。4 天后发热无好转，头痛、呕吐进行性加重，12 月 4 日腰穿压力 >400.0mmH$_2$O，脑脊液：白细胞 158.0×10^6/L，多个核 65.0%，蛋白 0.8g/L，葡萄糖 1.4mmol/L，氯化物 125.0mmol/L。细胞学：中性粒细胞 63.0%，淋巴细胞 32.0%，单核细胞 5.0%，可见成堆隐球菌（图 82-1）。隐球菌抗原条带信号较前明显。脑脊液 3ml 离心涂片墨汁染色，发现 5 个新型隐球菌，均呈散在分布（图 82-2）。隐球菌性脑膜炎终于确诊了。

【形态学检验图谱】

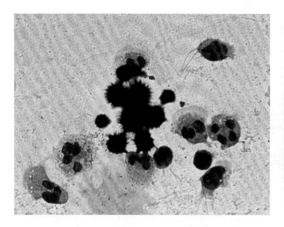

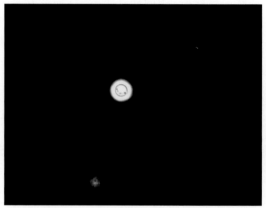

图 82-1　隐球菌瑞特 - 吉姆萨染色（×1000）　　　图 82-2　隐球菌墨汁染色（×400）

【分析与体会】

　　隐球菌性脑膜炎与结核性脑膜炎鉴别诊断困难，临床症状、体征、脑脊液常规生化以及影像学没有特异性。临床上怀疑结核性脑膜炎的患者，虽可能无法找到直接的病原学依据，但可在早期行诊断性抗结核治疗辅助诊断。对于隐球菌性脑膜炎来说，只要没有明确诊断，就不能抗真菌治疗，所以对于高度怀疑隐球菌性脑膜炎的患者往往需要反复腰穿，利用多种方法最后才得以确诊。

　　隐球菌的检查方法各有优缺点：离心涂片墨汁染色：操作简单、快速，易于观察，特异性高，取较多量的脑脊液可提高检出率，但是对于标本量少，隐球菌密度很小的脑脊液，阳性率较低。脑脊液细胞学瑞特 - 吉姆萨染色：典型的隐球菌呈现出独特的形态学特点，一般团簇状分布，能观察到荚膜呈毛刺样，有时还可以观察到被吞噬的隐球菌。玻片离心沉淀法所用标本量只需 0.5ml，有形成分一次性沉淀在玻片上，收集率高，有利于检出隐球菌。隐球菌抗原检测：以乳胶凝集和胶体金两种方法为主，胶体金法因其极高的敏感性已逐渐取代乳胶凝集法在临床上广泛应用，本案例在第一次脑脊液的隐球菌抗原检测就出现了弱阳性。但是其存在假阳性问题，不是诊断隐球菌性脑膜炎的金标准。

　　在临床上，可以采用多种检测方法联合应用，对于没有找到隐球菌而抗原检测阳性的患者，应该增加脑脊液细胞学制片的张数或送检次数，以及增加离心涂片墨汁染色的样本量，尽快寻找病原学证据,以免延误诊断。

【郑立恒博士点评】

胶体金法隐球菌抗原检测敏感性高,但存在假阳性问题,对于抗原阳性的标本仍需寻找病原学依据,脑脊液细胞学技术所用标本量少,阳性率高,是一种重要的检测技术,值得临床推广。

(刘鼎,邮箱:22644007@qq.com)

83. 脑脊液白细胞正常竟然是隐球菌性脑膜炎

【案例经过】

检验医生:"主任,这个门诊患者赵某,女性,42岁,脑脊液 HIV 抗体阳性,细胞数只有 8 个,做不做细胞学检查啊?"

主任:"其他检查有异常吗?"

检验医生:"脑脊液:白细胞计数 8.0×10^6/L,蛋白质 1.0g/L,葡萄糖 2.8mmol/L,氯 127.0mmol/L,ADA 6.0U/L,墨汁染色阴性,病毒抗体阴性,囊虫实验阴性,结核杆菌涂片阴性。"

主任:"HIV 抗体阳性,蛋白高,做细胞学吧。"

数小时后,检验医师:"主任,这个患者的脑脊液细胞学检查见到隐球菌(图 83-1,图 83-2),虽然数目不多,但形态非常典型,可是她的脑脊液细胞数正常啊。"

主任:"隐球菌?细胞数正常的隐球菌?墨汁染色阴性的隐球菌?"

带着疑问,主任仔细观察细胞学形态,真的是隐球菌,但是菌量少,难怪墨汁染色都没发现。

正好患者家属来取报告,主任立即询问患者病史,得知患者头痛、颈部疼痛半个月,发热,体温最高 37.8℃,无抽搐,无视物模糊,无肢体活动障碍及意识障碍,无尿便障碍,患者无饲养鸽子或接触鸽子史,无吸毒史。因患者脑脊液 HIV 抗体阳性,脑脊液中见到隐球菌,故建议患者家属将患者转入传染病科进一步治疗。

【形态学检验图谱】

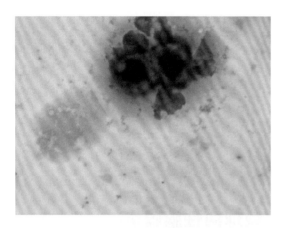

图 83-1　隐球菌 MGG 染色 1 (×1000)

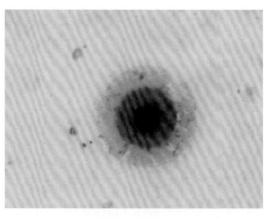

图 83-2　隐球菌 MGG 染色 2 (×1000)

【分析与体会】

新型隐球菌性脑膜炎临床表现无特异性,与结核性脑膜炎鉴别较困难,患者多头痛剧烈,即使强力脱水治疗也缓解不明显,鉴别上墨汁染色的阳性率 70% 左右,但有时需反复检查 3~4 次方能查到。细胞学检查无疑给隐球菌性脑膜炎的诊断及治疗提供了可靠的依据,其阳性率远高于墨汁染色法。隐球菌在油镜下形态为:圆形,直径 5~15μm,MGG 染色后呈蓝色,无核,荚膜染色深,周边有辐射状毛刺,常于圆形菌体上长出较小的芽孢,菌体中心折光性较强[1]。

【韩利军主任医师点评】

对于艾滋病患者,由于免疫功能低下,易合并中枢神经系统机会性感染,隐脑就是其中之一,隐球菌感染后由于免疫细胞反应不强,脑脊液中并不像正常免疫力的患者一样出现大量白细胞,有时表现为脑脊液白细胞正常,对于这样的患者不要放弃细胞学检查,否则容易漏诊。

参考文献

[1] 粟秀初,孔繁元. 神经系统临床脑脊液细胞学. 北京:人民军医出版社,2001:66.

(秦桂香,邮箱:10464446@qq.com)

84. 易误诊的新型隐球菌性脑膜炎

【案例经过】

患者彭某,中年男性,入院前1个月余,因受凉后出现咳嗽、咳痰,伴痰中带血,于某中心医院查胸部CT:右下肺背段支气管扩张伴感染,予以输液治疗后症状缓解,约1周后出现头痛、发热,头痛以前额、双颞部为主,体温最高达39℃,病情逐渐加重,并出现呕吐,院外间断输液治疗(具体诊治不详),症状无明显缓解,出现行走不稳。入院后行腰椎穿刺检查提示:压力260.0mmH$_2$O,白细胞计数406.0×10^6/L,蛋白质1.2g/L,葡萄糖0.9mmol/L,氯离子116.4mmol/L,腺苷脱氨酶3.0U/L,乳酸脱氢酶39.0IU/L,脑脊液免疫球蛋白G 328.9mg/L。脑脊液细胞学呈混合型细胞学反应,中性粒细胞29.0%,淋巴细胞比47.0%,单核细胞24.0%,镜下发现大量新型隐球菌(图84-1,图84-2)。行脑MRI增强检查提示右侧额顶叶、左侧基底核区、脑桥及延髓可见类圆形长T1长T2信号影,周围水肿带环绕,FLAIR上呈环状高信号,增强扫描呈环状强化。入院后给予两性霉素B脂质体抗真菌治疗,逐渐加量至1mg/kg,患者病情逐渐好转出院。

【形态学检验图谱】

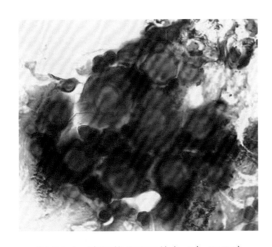
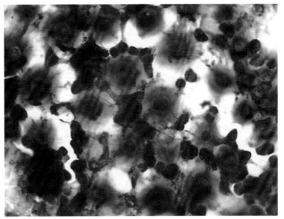

图 84-1 隐球菌 MGG 染色 1(×1000)　　　图 84-2 隐球菌 MGG 染色 2(×1000)

【分析及体会】

新型隐球菌性脑膜炎由于其症状不典型,误诊率及病死率较高。近年来随着广谱抗生素、激素、免疫抑制药的广泛或不适当应用以及免疫缺陷性疾病及器官移植患者的增加,该病罹患率亦呈增长趋势。应用细胞沉淀仪法收集隐球菌,可以将脑脊液中的隐球菌几乎毫无损失地沉淀在玻片上,克服了传统离心法的缺陷,使隐球菌的收集效率大大提高。MGG染色是脑脊液细胞学的常规染色法,可以直接观察到隐球菌以明确诊断,当隐球菌成簇出现时很容易观察到,其阳性率为84%~100%。早期明确隐球菌性脑膜炎诊断,及时联合抗真菌、脱水降颅压、支持治疗,可以收到较好的疗效。

【刘峥副主任医师点评】

脑脊液细胞学检查技术诊断隐球菌性脑膜炎阳性率高于传统试管离心墨汁染色法,其不仅可以看到典型的隐球菌,还可以看到白细胞吞噬隐球菌的现象,是诊断和评估隐球菌性脑膜炎疗效的好方法,值得临床推广应用。

(王敬,邮箱:470975820@qq.com)

云龙三感

——形态学系列专著后记

    今天,徐州下起了大雪:雪纷飞、白茫茫,具有几分诗意,又让这个世界多了几分宁静。昨天我刚刚把《临床微生物检验图谱与案例》、《临床血液检验图谱与案例》和《临床体液检验图谱与案例》三本图谱专著的书稿交给人民卫生出版社。近日来,一直想着要给这三本形态学专著写个后记,说一说这背后的故事,以及我本人从南京转战徐州的感悟。雪夜的神秘引起我无限的遐想,思绪如千丝万缕般,深深浅浅……

    我写材料或讲话,常常喜欢讲三点。例如用《论文三境》总结学术论文写作与发表的经验;徐州医学院 2015 级医学技术学院本科生毕业典礼上,我的讲话题目为《离别三故事与三期望》。有朋友戏称:顾老师和"三"杠上了!今天写这个后记,我还是用"三"来总结,这个后记就不妨取名为《云龙三感》。肯定会有不少读者会问:为什么用"云龙"二字呢?世人皆知杭州西湖之美,然鲜有人知徐州有个景色不逊于西湖、面积还略大的云龙湖。更让我喜欢的是,云龙湖的人流量远低于西湖,多了几分宁静,可以更舒适地去欣赏大自然的美,亦可以让浮躁的心得以沉静下来思考,"非淡泊无以明志,非宁静无以致远"!更妙哉的是,云龙湖边还有一座云龙山,让云龙湖又多了几分仙气;登上云龙山,还可以俯瞰云龙湖的全景。2015 年,我用"云龙"二字来命名我在云龙湖畔举办的会议:"第一届云龙微生物与感染论坛",会场爆满、课程精彩、讨论激烈,大家甚至不愿意去吃晚饭而留在会场继续交流,现场气氛之热烈令参会人员印象深刻!今天,我再次启用"云龙"二字,来命名形态学系列专著的后记:云龙三感。期待本书的出版,能为我国形态学检验事业的发展作出贡献!

    云龙三感之第一感:感叹! 2011 年底至 2012 年初,我在美国加州大学洛杉矶分校临床微生物科学习,感叹自己如"井底之蛙",美国临床微生物实验室在人员、场地、设备、技术和管理等方面领先中国至少 20 年。一个 520 张床的医院,临床微生物室每天的寄生虫检验标本量达 80 至 90 份,阳性率约 10%;而中国临床微生物室每个月的寄生虫检验的标本又能有几例? 太多的检验科由于种种原因几乎放弃了寄生虫检验项目。这其中的差别,折射出来的是我国对形态学检验工作的漠视! 在一切以"效益"为目标的管理模式中,并不"挣钱"的临床微生物及形态学检验学科的发展举步维艰,但这些学科发展的意义及临床价值毋庸置疑! 今天在检验科工作的年轻人,还有几人认得寄生虫? 我国形态学检验专家的匮乏,已严重影响到很多临床疾病的诊治。一个声音在心中呼喊:中国形态学检验行业的发展将何去何从? 作为一名检验工作者,我深深感受到这种行业发展的责任感与使命感所带来的压力! 我觉得热血沸腾,必须要为这个行业做一点事情,积极行动起来! 因此,我想到要编写一套形态学检验图谱专著,去帮助检验科的年轻人迅速掌握形态学检验图谱的基本知识,更重要的是,理论联系实际,要将图谱运用到临床疾病的诊疗中去。说干就干,2014 年 2 月 15日,我们在南京召开了编写启动会,同步在丁香园发帖招募编写人员。历时两年,我们一直坚持,直到交稿!后面我们还准备继续编写一套形态学检验图谱的习题集,帮助大家进行日常的学习。

第二感:感动!很有缘的是,本书的编写过程中,我个人在事业上有一次重要的变动:2015年3月底离开南京医科大学第一附属医院,离开了学习、工作和生活17年的城市南京,以学科带头人引进到徐州医科大学医学技术学院及附院检验科工作。从南京转战徐州工作半年多以来,我收获了很多感动,毕生珍惜。3月31日,我从"南京南"踏上赴"徐州东"的高铁前,感慨万千,发了一条微信:挥泪别南京。短短的一小时左右,这条微信收获88个赞,200多条评论,很是感动。到徐州后在多次的学术会议上,碰到了很多的国内知名的专家和朋友,都纷纷表示:有什么需要支持的,尽管跟我讲!有这样一帮朋友在背后支持我,我还担心什么?正是这样的感动与支持,支撑着我后来在徐州的努力与拼搏,勇往直前!很多人会问我:为什么选择到徐州?我说原因很简单:为了梦想!在这里,我送上一首我写的小诗《梦想》给各位读者:梦想一定要有的,万一实现了呢!

梦　　想

既然选择了,就别怨土壤的贫瘠
既然选择了,就别怨难熬的孤寂
在夹缝中生存,在逆境中成长
历严寒,抗酷暑
平坦中有风景陪衬
险境中未必没有美丽
一丝机会,十分努力
坚持不懈,永不言弃
一分耕耘,一分收获
人生有甘美就有苦酸
你的梦想,终究会为那苦凉点缀一抹艳丽!

来到徐州后,感动依然继续。我深深感受到学校和附院领导对人才的爱惜、尊重与支持。很多次向领导们汇报工作,他们都语重心长地关心我,意气风发地鼓励我,无所保留地支持我,交流结束后他们甚至都送我到办公室门口,细微之处,感动不已!正是这样的感动,虽然来到徐医时间不长,但我已深深爱上徐医,每天,我都会打开徐医和附属医院的网站好几次,了解学校和附院发展的最新动态。我坚信,在这样一个舞台上,我一定能实现自己的学术梦想!

第三感:感恩!首先,特别要感恩我的伯乐——马萍教授。"千里马常有,而伯乐不常有。"感恩马萍教授对我的赏识、引荐、关心与支持,没有她,我就没有平台去实施我的很多想法,就无法实现我的学术梦想。这份知遇之恩,激励着我不断前行!其次,要感恩南京医科大学第一附属医院检验科的老师及同事们,是母校及附院培养了我。在那里,我从一个临床医学专业的本科生,一步一步地开始接触与了解检验行业,读硕士读博士,进行科学研究,写书写论文。特别要感谢我的两位导师:南京医科大学第一附属医院检验科前任学科带头人童明庆教授和现任学科带头人潘世扬教授。从两位导师的身上,我学到了如何做人、如何做事、如何做学问、如何进行学术交流……。可以这么说,南京医科大学第一附属医院检验科的老师们见证了我一步步的成长。最后,要感恩几个开放的学术平台:李天天站长创建的丁香园、汪道远社长领衔的 AME 期刊出版社和胡必杰教授领航的上海国际医院感染控制论坛(SIFIC),通过这些开放的平台,我认识了一批又一批志同道合的好朋友、好兄弟,我们常态交流、互相鼓励、共同合作、不断前行!

常怀一颗感恩之心,我们将更深刻地体会到生活的美好,我们将更勇敢地面对各种挑战! 当然,感恩的最好方式,还是要不断努力,用行动和成绩来报答! 在这里,我给各位读者送上我的小诗《在路上》,只有努力与行动,才能将我们的梦想变成现实!

在 路 上

早起的鸟儿有食吃

寻梦的人在路上

心中有梦想

脚下有行动

征程途中

有苦涩

有荆棘

有失败

有孤寂

但奋斗之心不曾迁移

前行路上

有号角

有战鼓

有成功

有期许

但前行脚步不曾停驻

在路上……

将梦想变为现实,需要我们不断前行与拼搏,努力至关重要! 从南京转战徐州,我的体会是:在人生的重要节点或某些关键时刻,选择要比努力来得更加重要! 选择需要眼光、需要勇气、需要魄力,还需要懂得放弃,这一切一切,太难太难,身在其中的人,需要用心去体会。退一步海阔天空,懂得放弃,方能有所收获。"舍得"——有舍才有得。

收笔之际,请允许介绍我们的学科:徐州医科大学及附属医院的检验团队是一支正在发展和腾飞中的"潜力股",我们有梦想、我们有行动、我们精诚团结、我们求贤若渴! 对于优秀的博士,我们还有充足的让你事业起飞的科研启动经费,以及让你可以付一套房首付的安家费,在徐州安居乐业! 我在徐医等你(有意应征者请将简历发到我的邮箱:gb20031129@163.com),你在哪里?

顾 兵

2016 年 1 月 31 日深夜